歯科衛生ケアプロセス実践ガイド

佐藤陽子 編著
齋藤 淳

Assessment

Evaluation　　　　　　　　　　　Dental
　　　　　　　　　　　　　　　　Hygiene
　　　　　　　　　　　　　　　　Diagnosis

　　　　Implementation　　　Planning

医歯薬出版株式会社

【編著者】（執筆順）

齋藤　淳　　東京歯科大学歯周病学講座教授
佐藤陽子　　仙台青葉学院短期大学教授

【著　者】（執筆順）

前田尚子　　三重県立公衆衛生学院歯科衛生学科教務主任
遠藤圭子　　元東京医科歯科大学大学院准教授
上島文江　　東京歯科大学短期大学講師
森松陽子　　元東京歯科大学水道橋病院
江川広子　　明倫短期大学教授
畠山麻美　　元東北大学病院診療技術部歯科技術部門歯科衛生室

This book was originally published in Japanese
under the title of :

SHIKAEISEI KEA PUROSESU JISSEN GAIDO
(Dental Hygiene Process of Care : A practical guide)

Editor :
SATO, YOKO
    Professor
    Sendai Seiyo Gakuin College
SAITO, ATSUSHI
    Professor and Chair,
    Department of Periodontology, Tokyo Dental College

© 2015　1 st ed.
ISHIYAKU PUBLISHERS, INC.
    7-10, Honkomagome 1 chome, Bunkyo-ku,
    Tokyo 113-8612, Japan

はじめに

　3・4年課程の歯科衛生士教育が定着した現在，あらためて専門職としての歯科衛生士が注目されています．これまでも，歯科衛生士はわが国の歯科医療において重要な役割を担ってきましたが，教育の充実は新たな臨床の展開をもたらしました．2001年に日本初の3年制教育が開始された際，柱となったのが，歯科衛生ケアプロセス（Dental Hygiene Process of Care，歯科衛生過程）です．

　既刊「歯科衛生ケアプロセス」が2007年に世に出てから早くも8年の歳月が流れました．この間，歯科衛生ケアプロセスは，わが国の新たな歯科衛生士教育の潮流となり，今や基礎教育のみならず臨床現場でも着実に浸透しつつあります．

　重要性が認識される一方で，歯科衛生ケアプロセスは難しい，実際の展開がよくわからない，などの声を耳にすることがありました．最初の本は，根拠に基づく歯科衛生士の臨床の考え方を提示するものでした．今回，さらに実践的な解説が欲しいという要望に応えるべく，本書を上梓することとなりました．執筆は歯科衛生士教員・歯科医師に加えて臨床の最前線で活躍する歯科衛生士に参加していただきました．一つひとつの段階をていねいに解説し，初学者から臨床経験豊富な歯科衛生士の方々まで，わかりやすいガイドとなるよう議論を重ね，編集も工夫いたしました．

　今後，歯科衛生ケアプロセスを基盤とし対象者（患者）中心の臨床を積み重ね，より効果的に関わるための研究が進めば，臨床の可能性は広がり，歯科衛生士はさらに輝きを増すはずです．本書がそのきっかけとなることを願っています．

　最後に，ご多忙のなか執筆してくださった皆様，少しでも理解しやすい内容にするため辛抱強く編集を担当していただいた医歯薬出版歯科書籍編集部の松本智子氏ならびに関係各位に心から御礼を申し上げます．

2015年4月

編者　佐藤陽子
　　　齋藤　淳

歯科衛生ケアプロセス実践ガイド 目次

Prologue（齋藤 淳）
歯科衛生ケアプロセスの概念
通常の思考過程との違い

Ⅰ編　歯科衛生ケアプロセスの概要

1　歯科衛生ケアプロセスとは（前田尚子）
……………………………… 6
1　歯科衛生ケアプロセスの柱 ………… 6
　❶歯科衛生ケアプロセスは考えるツール
　………………………………… 6
　❷歯科衛生ケアプロセスの必要性 …… 6
　❸どのように使用するのか ………… 8
2　歯科衛生ケアプロセスと看護過程 … 10
　❶歯科衛生ケアプロセスの背景 ……… 10
　❷看護過程とのちがい ……………… 11
3　臨床応用の先にあるもの …………… 12

2　教育での取り組み（遠藤圭子）
……………………………… 14
1　歯科衛生士に求められること―人びとのニーズに応えるために― ………… 14
　❶人びとのニーズ，健康とは何かを考える…………………………………… 14
　❷治療から予防への発想の転換 ……… 15
2　歯科衛生過程（歯科衛生ケアプロセス）の教育と専門性 ……………… 15
　❶活動の考え方の変化 ……………… 16
3　これからの歯科衛生士と教員の使命
……………………………… 17

Ⅱ編　歯科衛生ケアプロセスを臨床に活かしてみよう
（佐藤陽子／齋藤 淳）

1　アセスメント ……………… 20
1　アセスメントとは……………………… 20
　❶情報収集…………………………… 20
　　1）情報はどこからとるの？／2）情報の種類
　❷記録………………………………… 22
　　1）情報の記録

- ❸情報の処理……………………………… 22
  - 1）情報を処理するということ／2）情報の整理・分類／3）情報の解釈・分析／4）情報から問題とその原因を推測する
- 2 歯科衛生・保健行動の理論や概念モデルを応用する ……………………… 25
  - ❶理論や概念モデルを取り入れたセルフケア質問紙…………………………… 26
  - ❷口腔関連QOLの歯科衛生モデルとその応用………………………………… 30
  - ❸歯科衛生ヒューマンニーズ概念モデルとその応用…………………………… 32
    - 1）歯科衛生ヒューマンニーズ概念モデルとは

2 歯科衛生診断 ………………………… 36
- 1 歯科衛生診断とは ……………………… 36
  - ❶歯科診断と歯科衛生診断 …………… 36
  - ❷歯科衛生診断の目的 ………………… 36
  - ❸歯科衛生診断文の構成要素 ………… 36
  - ❹歯科衛生診断の種類 ………………… 37
- 2 歯科衛生診断文を書いてみよう …… 38
  - ❶「～に関連した」という用語を使う理由 …………………………………… 38
  - ❷問題を引き起こしている原因を考える ………………………………………… 38
  - ❸歯科衛生ケアで改善可能な前提に基づいて表現する ………………………… 39

3 計画立案 ……………………………… 42
- 1 計画立案とは …………………………… 42
  - ❶計画立案の目的と考え方 …………… 42
    - 1）臨床的配慮／2）行動科学的配慮
  - ❷計画立案における理論・概念モデルの応用 ……………………………………… 43
  - ❸QOLに配慮した計画立案 ………… 44
  - ❹セルフケア向上への支援 …………… 44
- 2 歯科衛生ケアプランを構成するもの 46
  - ❶目標 …………………………………… 46
  - ❷歯科衛生介入 ………………………… 46
  - ❸期待される結果 ……………………… 48

4 実施 …………………………………… 56
- 1 実施とは………………………………… 56
  - ❶実施の前に …………………………… 56
  - ❷優先順位……………………………… 56
  - ❸実施の流れ …………………………… 56
- 2 実施の記録 …………………………… 57
  - ❶業務記録とは ………………………… 57
  - ❷業務記録の形式 ……………………… 57
    - 1）SOAPIE形式の業務記録の書き方／2）業務記録と歯科衛生ケアプロセス

5 評価 …………………………………… 60
- 1 評価とは………………………………… 60
  - ❶評価の目的 …………………………… 60
  - ❷評価の基準 …………………………… 60
- 2 評価の方法 …………………………… 61
  - ❶評価の具体的ポイント ……………… 61
    - 1）全体的な所見と機能／2）特定の症状の改善度／3）対象者の知識の変化／4）対象者の技術／5）対象者の態度
- 3 「目標」「期待される結果」の達成度の評価 ……………………………………… 62
  - ❶どこまで達成されたのかを判断する 62
    - 1）全面的達成／2）部分的達成／3）未達成
  - ❷評価において重要なこと …………… 65
  - ❸質の保証の意味を考える …………… 65

6 展開例………………………………… 66
- ❶アセスメント ………………………… 66
- ❷歯科衛生診断………………………… 74
- ❸計画立案……………………………… 76
- ❹実施…………………………………… 77
- ❺評価…………………………………… 82

Ⅲ編 歯科衛生ケアプロセスを展開してみよう

1 歯周病の症例 （上島文江／森本陽子）
……………………………… 88
- 1 展開例…………………………………… 92
  - ❶アセスメント ………………………… 92
  - ❷歯科衛生診断………………………… 93
  - ❸計画立案……………………………… 94
  - ❹実施…………………………………… 95
  - ❺評価…………………………………… 97

2 高齢者の症例 （江川広子）
　　………………………………… 98
　1 展開例………………………… 102
　　❶アセスメント ………………… 102
　　❷歯科衛生診断 ………………… 105
　　❸計画立案 ……………………… 106
　　❹実施 …………………………… 107
　　❺評価 …………………………… 108
3 小児の症例 （鈴木麻美）
　　………………………………… 110
　　❶アセスメント ………………… 114
　　❷歯科衛生診断 ………………… 116
　　❸計画立案 ……………………… 117
　　❹実施 …………………………… 119
　　❺評価 …………………………… 120

Column
歯科衛生ヒューマンニーズ概念モデルの応用
　………………………………… 53
スモールステップ（Small step） ………… 59

▪ 本書の使い方 ▪

➡ 構成

「Ⅰ編　歯科衛生ケアプロセスの概要」では，歯科衛生ケアプロセス（歯科衛生過程）がどんなものであるか，なぜ必要かを端的に示しています．

「Ⅱ編　歯科衛生ケアプロセスを臨床に活かしてみよう」では，実際に臨床で使うことができるよう，アセスメント～評価までの各ステップについて，順を追って解説しています．最後に展開例で，学んだことを実際の事例を通じて確認できるようになっています．

「Ⅲ編　歯科衛生ケアプロセスを展開してみよう」では歯科衛生士がかかわることの多い，歯周病，高齢者，小児の症例における歯科衛生ケアプロセスの展開例を掲載しています．

➡ まず全体を追ってみよう

まず，どこに何が書いてあるのか，通してざっとながめてみましょう．そうすることで，あとから必要な部分を引きやすくなります．

➡ どの項目から読んでもいい

本書は初学者，ベテランの双方に読んでいただける内容になっています．じっくり最初から読んで歯科衛生ケアプロセスそのものを学ぶことも，理解しにくいと思っていた部分について復習することもできます．

➡ 囲みやイラストにはヒントがたくさん

本書には [key word] [考え方の要点], [Attention], [Column] やイラストを配置し，各ステップで重要な点，わかりにくい点などについて説明を補足しています．

➡ 事例を通じて理解しよう

歯科衛生ケアプロセスは，文章を読んだだけではわかりづらい面もあります．事例ではいろいろな表現を示しています．症例を通してケアプロセスの流れを学ぶことで応用力を身につけましょう．

➡ さらに深く学びたい方へ

歯科衛生ケアプロセスの成り立ちや概念，歯科衛生診断をはじめとする各ステップの重要な用語についてもっと学んでみたい方は，既刊「歯科衛生ケアプロセス」を読んでみてください．

Prologue

　以下は，とある診療室にて実際に交わされた歯科衛生士と歯科医師の会話です．

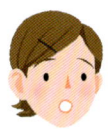
先生，SRP 後の再評価まで進んだ○○さんの今後の治療方針についてですが……　まだ 4 mm 以上の歯周ポケットが残っています

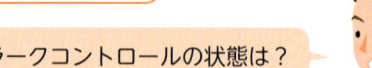
プラークコントロールの状態は？
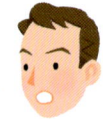

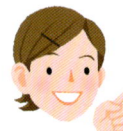
初診時のプラークスコアは 60％ を超えていましたが，最近はかなりよくなってきたと思います

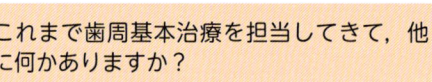
これまで歯周基本治療を担当してきて，他に何かありますか？
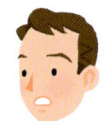

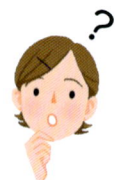
えーっと……エックス線写真では，骨の吸収がありますが……

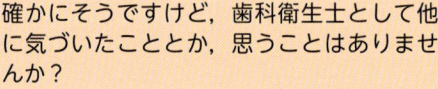
確かにそうですけど，歯科衛生士として他に気づいたこととか，思うことはありませんか？
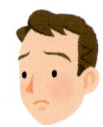

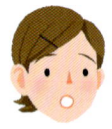
○○さんは，もう何本か歯を歯周炎で失っているので，治療には協力的だと思います

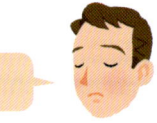
……

　このようなやり取りに何か違和感を感じないでしょうか．

歯科衛生ケアプロセスの概念

今日,歯科臨床の現場では,歯周病をはじめとするさまざまな領域において歯科衛生士がより積極的な役割を担うようになってきました.臨床以外でも学会や論文発表などの学術面で活躍する人も増えています.このような歯科衛生士の活躍は患者にとって,そして歯科医師にとっても望ましいことですが,その一方で,左の会話例のように,**歯科衛生士独自の視点**というのは,いったい何であろうかと考えてしまうこともあります.

従来,「すばらしい」歯科衛生士の要件とは,優れた人間性や知識に加えて,歯科医師が指示した内容を的確にこなす,あるいは指示される前に意図を汲んで患者に対応するようなことであったと思います.しかし,疾病構造や患者ニーズの変化に伴い,いま,歯科衛生士に求められているのは包括的なケアであり,患者(対象者)のニーズに応じた個別の関わりです.これまでの,ともすると「歯科医師の指示待ち」の姿勢から,歯科衛生士が独自の視点で対象者をとらえ,ケアを提供する姿勢への変革が求められています.また,今日の歯科衛生士は歯科医師のみならず他の医療職や介護職と協働する場面も多くなってきました.歯科衛生士が適切に職務を遂行するためには,意思決定や問題解決の能力も必要となります.

このような背景のなかで,アメリカやカナダで誕生した概念が「歯科衛生ケ

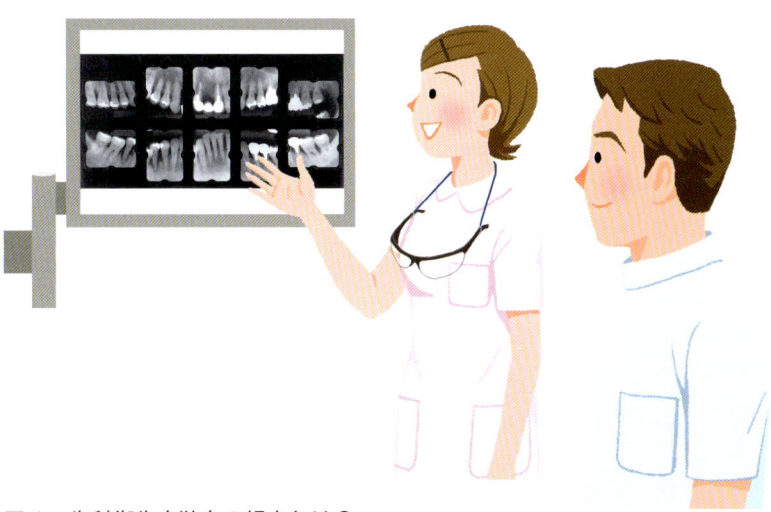

図1 歯科衛生士独自の視点とは?

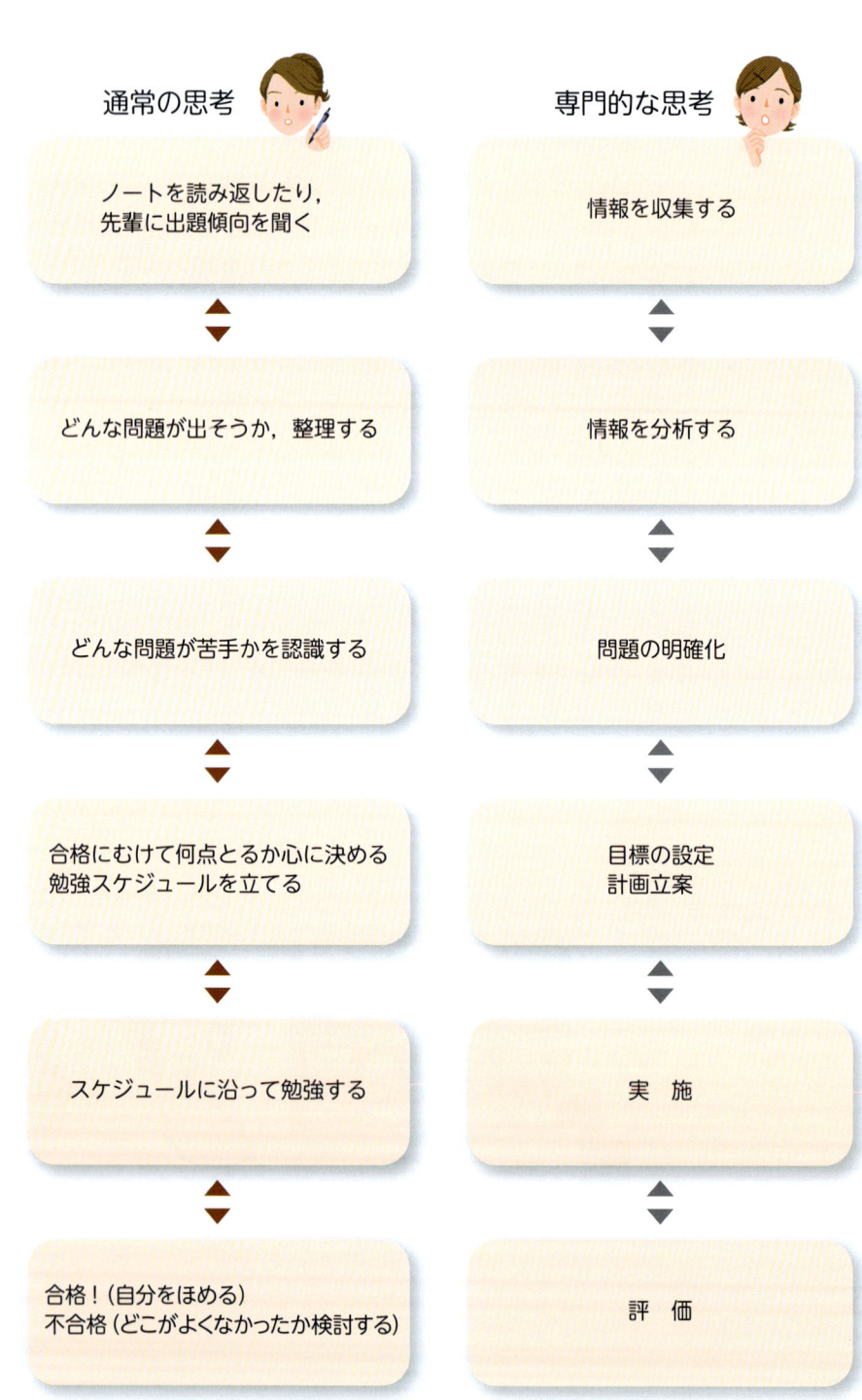

図2　通常の思考過程と専門的な思考過程

アプロセス」(Dental Hygiene Process of Care, 歯科衛生過程) です[1,2].
歯科衛生ケアプロセスは「アセスメント」「歯科衛生診断」「計画立案」「実施」
「評価」から成る歯科衛生臨床の基本となる概念であり，このプロセスをツールとしてルールに従い応用することにより，対象者（患者）一人ひとりのニーズに応じた，根拠に基づく歯科衛生ケアを提供することができます．さらに，歯科衛生ケアプロセスの臨床や教育への導入は，歯科衛生士とは何であるか，そしてどのように対象者にかかわっていけばよいかについて考えることを促します．

通常の思考過程との違い

　日常生活における思考過程と歯科衛生ケアプロセスの専門的な思考過程を比較してみましょう（**図2**）．どちらも実は，**意思決定**と**問題解決**の過程であることがわかります．これまでも有能な歯科衛生士は，意識せずとも歯科衛生ケアプロセスの概念に沿うような臨床を行ってきたと思われます．歯科衛生ケアプロセスは決して特別なものではなく，歯科衛生士の臨床そのものです．しかし，その歯科衛生士の思考や行動をいくつかの段階にわけて，これまでよりもっと「意図的に」そして「科学的に」行うということなのです．

　歯科衛生ケアプロセスの基礎を学んだら，本書に示した具体例を参考に，臨床で実践してみましょう．

文献
1) Mueller-Joseph L, Petersen M. Dental Hygiene Process : Diagnosis and Care Planning. New York : Delmar Publishers, 1995.
2) 下野正基，佐藤陽子，齋藤　淳，保坂　誠，Ginny Cathcart；歯科衛生ケアプロセス．医歯薬出版，東京，2007．

I編

歯科衛生ケアプロセスの概要

1 歯科衛生ケアプロセスとは

1 歯科衛生ケアプロセスの柱

❶ 歯科衛生ケアプロセスは考えるツール

　「歯科衛生ケアプロセス」．初めてこの言葉を聞いた人は「何のことだろう？どんな必要性があるのだろう？」と疑問に感じることと思います．そして，歯科衛生ケアプロセスを学び始めると，「日常の業務にどのように生かすの？」と考え，「難しい」「めんどうくさい」「わからない」といった感情が生まれ，「どうしてこれが必要なの？」という気持ちはさらに大きくなります．

　しかし不思議なことに歯科衛生ケアプロセスを実践し，理解が深まると，最終的に「すごい！使える！」という感情に変化します．この「難しい，わからない」というマイナスイメージから，「これは使える！」のプラスイメージに変化する過程はいったい何でしょうか？それは，その難しさの中から**考える道具**という大切な物を発見できることにあると思われます．この道具は，日常行っている歯科予防処置や歯科保健指導を一段と専門的にそして論理的に変化させてくれるものです．

　歯科衛生ケアプロセスとは，そんな**考えるためのツール**なのです．

❷ 歯科衛生ケアプロセスの必要性

　では，なぜ今「歯科衛生ケアプロセス」が必要なのでしょうか．皆さんがご存知のように，歯科衛生士教育は3年制以上になりました．それは，社会に歯科衛生士が求められている証でもあります．これからの歯科衛生士は自ら考え，問題解決ができることが大切であり，国家資格をもつ専門職として，自分の領域の学問や技術の向上に励み，主体性をもち自主性を発揮し責任をもって対処することが求められています．そして，3年制教育の中では，「口腔保健学」や「歯科衛生学」が誕生し，歯科予防処置，歯科保健指導および歯科診療の補助を中心とした歯科衛生業務を実施するための理論的，実践的根拠になる学問

1 歯科衛生ケアプロセスとは

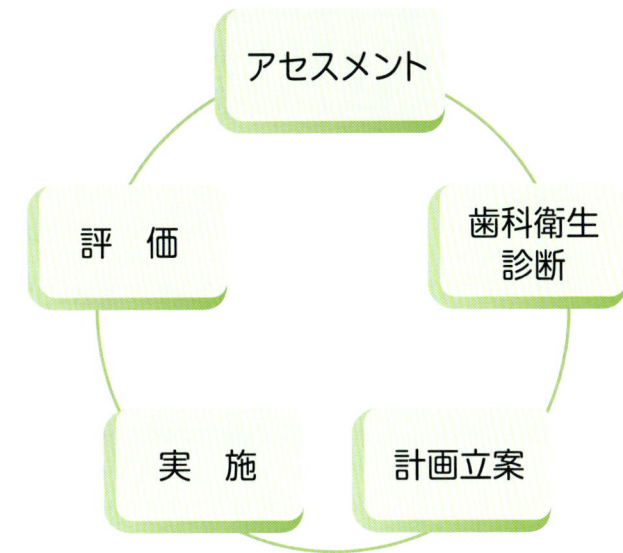

図 I-1-1 歯科衛生ケアプロセスの5つのステップ

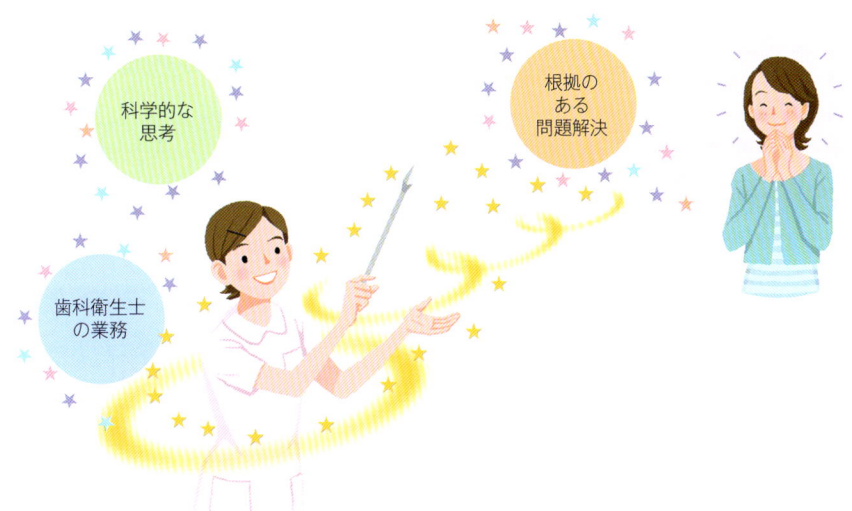

図 I-1-2 歯科衛生ケアプロセスに基づく根拠ある問題解決は，専門家としての責任

体系が取り込まれ始めました．その基盤となったのが，歯科衛生ケアプロセス（歯科衛生過程）です．歯科衛生ケアプロセスは「アセスメント」「歯科衛生診断」「計画立案」「実施」「評価」の5つの段階から構成されます（図 I-1-1）．

　これまでの歯科衛生業務が変化するわけではありませんが，「科学的な思考」，「根拠をもって問題解決」することにより，より患者さんにあわせた歯科衛生ケアを行うことが求められており，そのツールとして歯科衛生ケアプロセスが必要とされています（図 I-1-2）．

❸ どのように使用するのか

　現在，歯科衛生士が保健指導や予防処置を行う際，その焦点となるものはう蝕や歯周病といった「疾患」であり，医学的要素で患者さんをとらえることが多いように思います．その結果，口腔を中心にブラッシング方法など技術的視点で保健指導することが多く，心理的，社会的といった視点を見落とす傾向にあります．

　では，患者さんの心理的，社会的情報も見落とさず，口腔も含め，包括的に対象者を視る方法はないのでしょうか．実は，それが歯科衛生ケアプロセスなのです．

　では，例に沿って考えてみましょう．

> 事例：歯科医院を受診したAさん．歯科医師に「最近，歯磨きをするときに必ず血が出ます．でも，どこから血が出ているのかわかりません」と訴えています．そのあと，歯科医師は歯科衛生士にAさんのTBIを指示しました．

　さて，あなたなら，このあとどのような行動をとりますか．

　臨床の歯科衛生士なら，まず全身的所見，問診を確認後，口腔内を観察し，さらに口腔内諸検査，エックス線写真などから，総合的にどこから出血しているかを考えるでしょう．そして，Aさんの生活習慣や日常のブラッシング状況を聞き，原因となっていることを瞬時に導き出し，その方のニーズにあった保健指導や予防処置を判断し，実践することと思います．

　一方，歯科衛生士の学生だったらどのように行動するでしょう．よく見受けられるのは，指導者からのTBIを指示された後，たくさんの患者情報をもっているにもかかわらず，それを生かせないまま，「出血するのは歯肉が腫れている証拠なので，優しい力でブラッシングしてください」と出血しているという事実だけに着目し指導する姿や，とにかく染色して赤く染まったところを患者さんに指摘し，「ここは歯ブラシを縦にして磨くといいですよ」とか「歯間ブラシを使ったほうがいいですね」と技術ばかりを指導している光景が目に浮かびます（図Ⅰ-1-3）．

　では，学生が，臨床の歯科衛生士のように情報を分類して系統だって考えることは無理なのでしょうか．情報を適切に集め正しく処理する能力は臨床経験

1 歯科衛生ケアプロセスとは

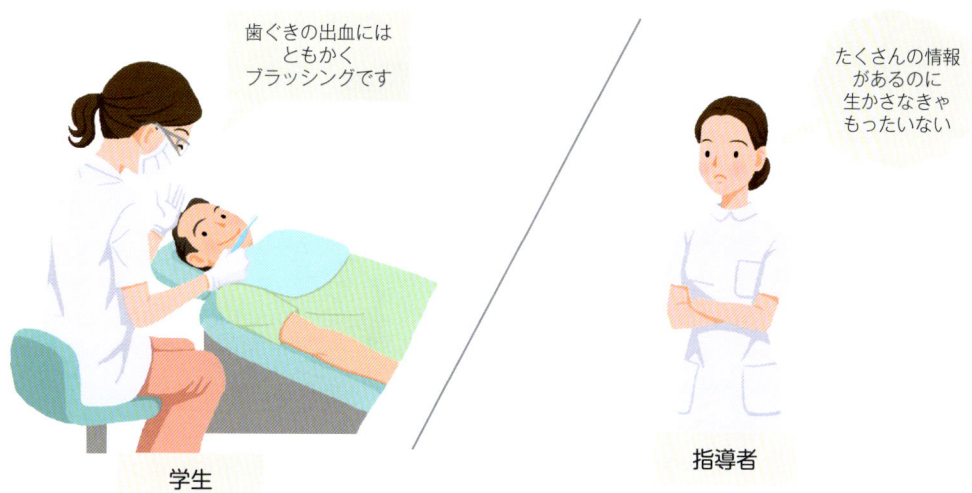

図 I-1-3　よくみられる画一的な指導

を積まないと身につかないものなのでしょうか．ただ，これまでの歯科衛生士の業務も，知識・技術の上に成り立って実践されているものの，歯科衛生士自身の価値観や経験年数の差などが患者さんへの指導内容を左右する傾向があるように感じます．「情報のもつ意味」を正しく理解し，実践できているはずですが，本当に根拠に基づいた実践になっているかというと，少し疑問に残るところがあるかもしれません．

　学生の場合，たくさんの情報を入手する方法や情報のもつ意味は教育されていますが，それを整理し生かす方法までは十分に学んでおらず，結果，断片的な知識で患者さんを指導することしかできなかったのではないでしょうか．

　ここに，患者さんを包括的に視ることができない原因とこれまでの歯科衛生士に足りなかったものが見えてくる気がします．それは**理論**や**概念モデル**そしてこれらに基づく**ルール**（情報を整理する枠組み）といったものです．歯科衛生士の業務は，これまで対象者を包括的にとらえるルールがなく，理論的に行われていなかったことにより，主観的に業務を進めざるをえなかったのではないかと考えられます．

　また，理論や概念に沿って保健指導や予防処置を実践することは，歯科衛生ケアの専門性を高め，歯科衛生学を学問として発展させることにつながります．

　現在の歯科衛生士教育においては，歯科衛生ケアプロセスを学び，それに理論や概念モデルを応用し，根拠をもって問題解決し，歯科衛生ケアが実践できる力を培うようなカリキュラムが構築されています．

　理論や概念モデルを応用することは決して容易なことではありませんが，活

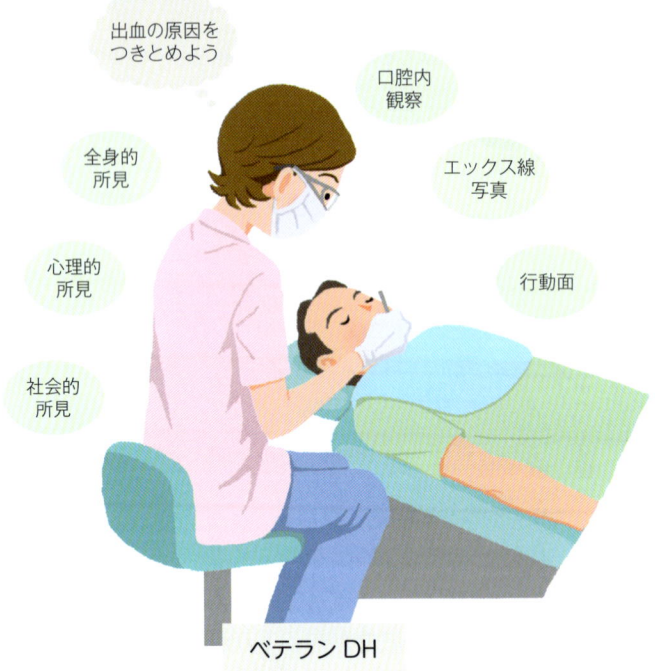

図Ⅰ-1-4　患者さんを包括的にとらえることが重要

用して実践することは，自分の仕事に誇りや自信をもつことになり，専門職としてあるべき姿につながります．それを可能にし，継続するためのツールがまさしく，歯科衛生ケアプロセスなのです（図Ⅰ-1-4）．

2 歯科衛生ケアプロセスと看護過程

❶ 歯科衛生ケアプロセスの背景

　歯科衛生ケアプロセスの考え方は1985年にアメリカ歯科衛生士会によって提示され，その後1993年にダービーとウォルシュによってその概念が示されています．日本では，2005年に歯科衛生ケアプロセスの教育についての論文が，そして2007年に「歯科衛生ケアプロセス」が出版され，それ以後，その重要性が認識され，瞬く間にこの考え方が広がり，歯科衛生士教育や臨床に大きな変革をもたらしました．

　歯科衛生ケアプロセスには，看護師の**看護過程**が基となっています．では，なぜ看護過程をお手本にしたのでしょうか．

　看護教育では，「疾患と看護」という枠組みで教育がなされてきましたが，

平成元年のカリキュラム改正で，ようやく疾患だけでなく，生活面，心理的，社会的情報を見落とさない「一人の人間の看護」が強調されるようになったといわれています．かつて看護師は，医師の指示のとおり医療行為をてきぱきとこなす，その忠実な対応がよしとされ，ともすると医師の助手的役割で終わってしまう，そんな歴史もあったようです．しかし，現在では看護師は常に「看護とは何か」を考え，医学の視点だけではなく，看護の視点で業務を行っており，看護の独自性を示すものさしやバロメータがあり，なされた行為を共通の基準で評価しています．

「疾患」だけに注目し医師の補助的な業務のみを行うかつての看護師の姿は，これまでの歯科衛生士に似てはいないでしょうか．

看護師が「疾患」だけでなく「健康のあらゆるレベル，成長・発達のあらゆる段階の人」を看護するようになったのと同じように，今後，歯科衛生士自身も「疾患」だけではなく，一人の対象者を包括的に判断し歯科衛生ケアを行うことが重要だと思われます．そしてその手法が歯科衛生ケアプロセスなのです．

❷ 看護過程とのちがい

看護師はまず**看護理論**，そして「看護とは何か」，「人間とは何か」を突き詰めて教育されます．それは看護過程が，人間観や健康観，環境観，そして看護観の上に成り立つものだからです．看護過程は実に多くの基礎概念である看護モデル，看護にかかわる主要な概念を含んだ理論があり，看護実践を系統的，科学的に根拠づけています．看護過程を効果的に用いるには看護師の看護観や看護とは何かを明確にする必要があります．また看護に対する見方や考え方を体系的に理論づけ，言語化し概念化した看護理論は，そのための基本的な視点を提供してくれています．その視点は，看護過程の最初のステップである情報収集に大きく関与しており，それによって情報の種類や内容が変わってくるのです．たとえば，近代看護の創始者であるフローレンス・ナイチンゲールは，看護独自の役割を明確にし，「環境」を重視する視点を看護に取り込んだ，と言われています．人間の体は常に秩序を保とうとする自助努力を行っており，ナイチンゲールの看護はその自然治癒力を助けるために環境を整えることが重要だとしています．つまり，ナイチンゲールの看護理論の看護過程への応用は，患者をとりまく環境とそれに対する患者の反応に焦点を当て，情報収集され，診断，計画，実践へとつながるのです．

では，歯科衛生士の場合はどうでしょうか．現在，三大業務は明示されているものの，看護師の「看護」に相当する明確な文言はないように思います．今

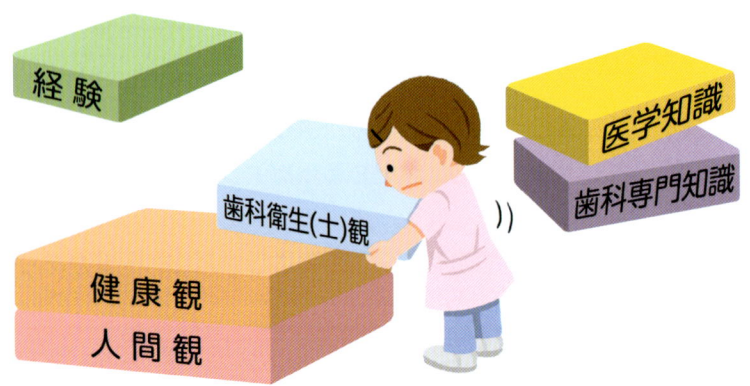

図Ⅰ-1-5　歯科衛生ケアプロセスを支えるものは？

後，その歯科衛生士の業務を明確に示す言葉も必要と考えます．また，歯科衛生に関する理論・概念モデルはダービーとウォルシュの概念モデルのほか，わずかな数のみが示されているだけです．さらに，看護理論は，ほとんどがアメリカのものであり，日本人の理論と合わないところもあるといわれているのと同じように，北米で生まれた歯科衛生の理論・概念モデルも文化的に異なる部分があり用語がしっくりこないと感じている人も多いと思います．日本に合った形で応用したり，日本独自のものを構築することが大切だと思われます．

　看護過程の考え方や手法がすべて歯科衛生士の業務展開にあてはまるわけではありません．看護が，多くの看護理論家のうち誰か一人の「看護の視点」を土台としているのと同じように，今後は，歯科衛生ケアにおける理論をもっと構築し，それに沿って歯科衛生ケアプロセスを展開し，理論と実践の有用性を証明していくことが課題になります（図Ⅰ-1-5）．

　歯科衛生ケアプロセスの基は看護過程ではありますが，その基本的な考え方は継承しながらも，今後は私たちの視点にあった歯科衛生理論が必要であり，さらなる発展が期待されています．

3 臨床応用の先にあるもの

　歯科衛生ケアプロセスに基づいた歯科衛生ケアを提供することは，一人ひとりの対象者に個別性のある関わりができるようになることを意味しています．そして，これを記録に残すことにより，対象者と一緒に歯科衛生ケアについて

考え，その対象者に関わる医療従事者全員が情報を共有し実践に当たることが可能になります．

　今後，歯科衛生ケアプロセスに基づいた業務を積み重ねていくことにより歯科衛生士の専門性が高まり，新しい学問への発展につながっていくものと考えられます．

　これから歯科衛生士が大きく成長するための道具，それが歯科衛生ケアプロセスであるのかもしれません．

文献
1) 齋藤悦子・内田陽子監修：看護過程学習ガイド 思考プロセスからのアプローチ．学研メディカル秀潤社，東京，2013．
2) 城ヶ端初子編：看護理論への招待．久美，京都，2010．
3) 城ヶ端初子編：やさしい看護理論−現場で活かせるベースの考え方．メディカ出版，大阪，2011．
4) 古橋洋子：NEW 実践！ナースのための看護記録 第3版．学研メディカル秀潤社，東京，2013．
5) 本郷久美子：おしえて本郷先生！看護診断 Q & A．医学映像教育センター，東京，2008．
6) 新井俊二監修：はじめて学ぶ歯科衛生士のための歯科介護 第3版．医歯薬出版，東京，2013．
7) 下野正基監修：歯科衛生ケアプロセス．医歯薬出版，東京，2013．
8) 金井一薫：ナイチンゲール看護論・入門"看護であるものとないもの"を見わける眼．現代社，東京，2012．
9) 全国歯科衛生士教育協議会監修：最新歯科衛生士教本歯科衛生学総論．医歯薬出版，東京，2013．
10) 佐藤陽子ほか：口腔保健学における歯科衛生ケアプロセスの教育に関する研究．日歯教誌，21：250-259，2005．

2 教育での取り組み

❶ 歯科衛生士に求められること —人びとのニーズに応えるために—

　歯科衛生士養成機関では，歯科衛生士学校養成所指定規則，歯科衛生士養成所指導ガイドライン（厚生労働省医政局長発）や歯科衛生学教育コア・カリキュラム（全国歯科衛生士教育協議会作成）を基に，各校が独自性をもったカリキュラムを作成して，人びとや社会のニーズに応えた歯科衛生業務を遂行するために，必要な態度，知識，技能を学修できるように組み立てた教育を行っています．特に，問題発見，解決能力を養成するために，論理的に考える「歯科衛生過程」を導入しました．

❶ 人びとのニーズ，健康とは何かを考える

　歯科衛生士が対象とする人びとは，生涯にわたって自分の歯でおいしく食べ，楽しく会話でき，生き生きと暮らすことを望んでいます．しかし，歯科保健に関しては「顕在していて，本人も意識しているニーズ」がある場合と，「潜在するニーズ，つまり本人が気づいていないニーズ」があるため，歯科衛生の専門家としては，各個人の健康の状態やとらえ方を考え，これらのニーズを的確に把握して対応することが求められます．

　人びとの健康意識の向上の裏側にある歯科衛生ニーズについても，理解する必要があります．一例をあげると，人びとの健康意識が向上したことによって，食後に歯を磨く人や歯磨き回数は増えるなど，健康行動は改善しているものの，いまだに歯周病罹患率が高いことは，歯科衛生士が，より効果的に関わる必要性があることを示しています．また，口の機能，口腔乾燥，口臭，歯の色に対する悩み，インプラントのケア，周術期の口腔のケアなど，対象者が抱える多くの問題，歯科衛生のニーズに対して，歯科衛生士としてどのように関わるべきかを考えることも課題です．

2　教育での取り組み

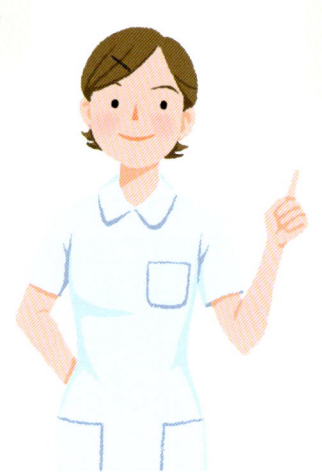

人それぞれ考え方も生活も違うのだから，患者さんにとってオーダーメイドな関わり方が望まれます

そのような関わり方をするためには考え方のトレーニングが必要です

❷ 治療から予防への発想の転換

　歯の喪失原因はう蝕と歯周病の占める割合が高いですが，両者とも予防可能な病気です．つまり，これらの疾患が予防できれば，一生，自分の歯を保つことも不可能ではありません．歯科衛生士がライフステージを通じて歯や口腔の健康課題の保持・増進をサポートすることによって，人びとの歯や口に対する問題の多くは解決することができるでしょう．

　歯科診療所に勤務する場合でも，さらに主体的に患者と関わることや，地域住民に対して健康教育を行ったり，地域や近隣の病院と連携して周術期の患者や，在宅高齢者の口腔のケアに関わることなど，歯科衛生士の専門性を発揮することは，その人たちの健康維持に欠かせません．

❷ 歯科衛生過程(歯科衛生ケアプロセス)の教育と専門性

　現在の歯科衛生士の養成課程では，対象とする人びとの歯科衛生に関わるニーズ判断に基づいて，歯科衛生介入計画を立て，実施，評価までの流れである歯科衛生過程を実践できるようなトレーニングを行っています．歯科衛生ケアプロセスともよばれますが，どちらも考え方，活用の仕方は同じです．

　従来は，歯科医師の治療計画の中で，歯磨き指導や歯石除去を行う場面が多

く，画一的な流れで活動する傾向があり，これでは，歯科衛生介入のための歯科衛生士の判断が入り込む余地はありませんでした．対象者を生活者として捉え，その生活背景や健康観などに働きかける際には，歯科医師の診断と並行して，歯科衛生士としての判断が大事になります．

❶ 活動の考え方の変化

　歯科衛生業務の中で比率が高い歯科診療の補助は，歯科医師の治療がスムーズに進むようにすることはもちろん，患者の安全確保，安心して治療を受けられるような環境整備，歯科医行為の一部を担当することなどが含まれる重要な業務です．しかし，歯科医師の治療計画の中で「歯磨き指導をしてください」，「歯石取って！」など，歯科医師に指示されたことに従って実践するだけでは専門性を発揮しているとはいえません．すべてのライフステージにある人の健康づくりに関わるという発想で行動することが，専門家である歯科衛生士の任務だからです．

　人びとの歯や口の健康に対する認識などを理解して，問題を見つけ，解決策を考えられる能力を身につけることが重要です．歯科医師との連携は不可欠ですが，ただ指示を待つのではなく，対象とする方の生活背景，清潔に関する習慣，精神的な問題，人間関係などにも目を向けて，気がかりなことを見つけ，その中から，解決すべき問題について共に考える姿勢を大切にします．優先順位の高い事項を判断して，計画を立てること，そして実施した歯科衛生介入の効果を測定し，次のステップに進むような活動を展開することが私たちの役目ではないでしょうか．

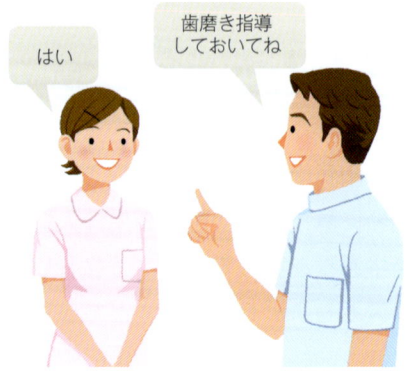

従来のDH

歯磨き指導
しておいてね

はい

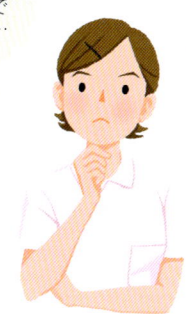

対象とする人と一緒に考え，問題を見つけ解決法を考えられるような歯科衛生士が求められている

また「チーム医療」の現場においては，患者を中心として，それぞれの専門性を発揮することがベースとなります．歯科衛生士は，人びとが日常生活の中で望ましい健康行動がとれるようなスキルの開発や，適切なセルフケアが行えるような支援を行う視点をもって取り組むことが重要です．

③ これからの歯科衛生士と教員の使命

歯科衛生士に対する時代の要請は，その業務を遂行することによって，人びとの生活の質の維持，向上に寄与することです．対象とする人を主役として，健康学習，自ら行動変容できるような支援をする時代へと移行したことを認識し，社会人として，豊かな人間性や倫理観をもち，実践能力を高めて，実践した結果を評価し，次のステップへとつなげられる仕事を積み重ねることが，専門家として認知される近道です．

歯科衛生士として社会活動を営むことが，どのような意味をもつかを考え，人との協調性，環境や社会への適応性，情報収集能力，社会的競争力，努力，向上心などの能力を身につけられるような教育を行うこと，さらに，人の最終的な目標ともいえる自己実現，つまり，自分にしかできない自分らしい生き方を，いかに創造できるかがプロとしての活動のキーポイントです．そのようなとらえ方，考え方，実践力を身につけた人材を社会に送り出すことが教育に関わる者の使命と考え，学生と向き合っています．

文献

1) 島内憲夫訳：ヘルスプロモーション．垣内出版，東京，1990．
2) 宗像恒次：最新行動科学からみた健康と病気．メヂカルフレンド社，東京，1996．
3) 世界保健機構（WHO）：国際生活機能分類—国際障害分類改訂版—．中央法規，東京，2002．
4) 鷹野一美編著，石倉隆　他：チーム医療論．医歯薬出版，東京，2002．
5) Darby ML, Walsh MM：Dental hygiene theory and practice. 2nd ed. WB Saunders, StLouis, 2003.
6) 下野正基監修：歯科衛生ケアプロセス．医歯薬出版，東京，2007．
7) 松本千明：やる気を引き出す8つのポイント．医歯薬出版，東京，2007．
8) 松本千明：保健指導・患者指導のための行動変容　実践アドバイス50．医歯薬出版，東京，2009．
9) 全国歯科衛生士教育協議会：歯科衛生学教育コア・カリキュラム—教育内容ガイドライン—2022年度改訂版，2022．

II編

歯科衛生ケアプロセスを臨床に活かしてみよう

1 アセスメント

　アセスメントは歯科衛生ケアプロセスのスタート地点です．本編の前半ではアセスメントの概念について述べ，後半では理論や概念モデルの応用について解説します．

1 アセスメントとは

　アセスメントでは，対象者の状態を把握しどこに問題があるかを探るためにさまざまな側面から情報を収集します．アセスメントは①情報収集，②記録，③情報の処理の3つの要素からなっています．

❶ 情報収集

1）情報はどこからとるの？

　対象者から情報を収集する方法には，**観察，測定，面接**の3つの方法があります．主となる情報は，対象者から聴取します．対象者から直接収集できない情報は，他の歯科衛生士や歯科医師，または対象者の家族から集めます．対象者に同じことを何度も聞かないようにするため，記録から情報を得ておくことも大切です．
　しかし，その日の状態に関する情報は，本人から聴取することが基本となります．

2）情報の種類

　情報の種類は**主観的情報（Sデータ：Subjective data）**と**客観的情報（Oデータ：Objective data）**とに分類されます．Sデータは対象者の訴えや価値観，家族の意見や訴えなどが含まれます．客観的情報は医療者側が観察した対象者の状態や行動，表情から推察したり，評価することが可能な情報です．
　Sデータから対象者の状態，問題，対象者が必要としていることを推論し，さらに収集した情報を確認するためにOデータをとっていきます（図Ⅱ-1-1）．例えば，問診時に「歯磨きをすると歯ぐきから血が出る」「固いものを食べると歯に痛みを感じる」という訴えがあった場合，それらはSデータとなりますが，Oデータとして歯周検査結果やエックス線写真などから状態を確認していきます．

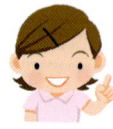

Key Point　情報収集は最初のアセスメントの段階だけでなく，歯科衛生ケアが継続する限り続きます．

| アセスメント | 歯科衛生診断 | 計画立案 | 実施 | 評価 |

ステップ1 ── 情報収集のための配慮
・プライバシー
・同席者
・環境（温度・音など）

ステップ2 ── 主観的情報（Sデータ）の収集：
状況に対する対象者，家族からの訴えや意見，対象者が話したこと
・一般的情報
・全身的，歯科的既往歴，現病歴
・主訴
・心理・社会・行動面の背景 など

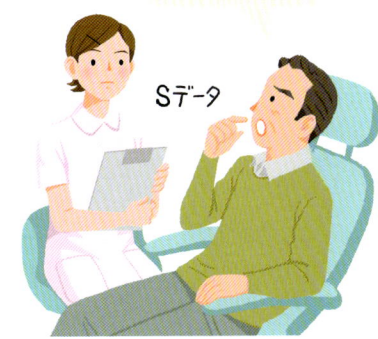

ステップ3 ── 緊急・応急処置の必要性の確認
・痛み，腫脹
・出血，外傷 など

ステップ4 ── 対象者からさらなるアセスメントについての同意を得る

ステップ5 ── 客観的情報（Oデータ）の収集：
医療者側から観察した対象者の状態や行動，測定することが可能な情報
・口腔外，頭頸部の診査 ・エックス線診査，口腔内写真
・歯の診査 ・臨床検査データ
・歯周組織，軟組織の診査 ・摂食嚥下機能
・口腔清掃状態 など

ステップ6 ── 情報の整理・分類

ステップ7 ── 情報の解釈・分析，照合

ステップ8 ── ここまでのアセスメントの評価

アセスメントの継続　　歯科衛生診断，計画立案へ

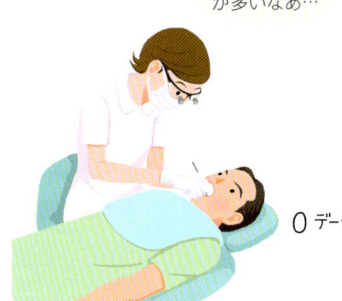

図Ⅱ-1-1　アセスメントの手順

Ⅱ編　歯科衛生ケアプロセスを臨床に活かしてみよう

❷ 記録

1）情報の記録

収集した情報を正確に記録することによって他の歯科衛生士と共有したり，その後に収集した情報と比較することができます．また，法的な文書としての役割を果たすこともあります．

その日に行われたことは，業務記録に記載をします（業務記録については後述します〈p.57 参照〉）．正確に，かつわかりやすく記録することが大切です．記録された情報は歯科衛生に関する研究を進めるうえでも，多くのヒントを与えてくれます．

❸ 情報の処理

1）情報を処理するということ

情報は集めただけでは，効果的に利用することができません．そこで，収集した情報を**「整理・分類」「解釈・分析」**するといった，情報処理が必要になります．情報処理を行いながら，**問題**とその**原因**を考えて行く作業をしていきます．

2）情報の整理・分類

集めた情報から歯科衛生上で必要な情報を洗い出しながら，情報のかたまり（カテゴリー）ごとに整理・分類していきます．分類しながらそれらの情報をさらに吟味し，判断のきっかけとなる情報（重要と思われる情報）を拾いだして，問題にするべき情報を明確にしていきます．

図Ⅱ-1-1（p.21 参照）で示したアセスメントの方法は，一般的な例で「全身状態」「心理・社会・行動面の背景」「主訴」「歯」「歯周組織」「口腔清掃」「軟組織」「栄養・食事」「摂食・嚥下機能」などのカテゴリーについて情報を分類し，情報処理の段階で，問題点を整理しやすくしています．現場が異なれば，異なるカテゴリーが必要となる場合もありますので，「介護者の様子」など必要に応じて設定するとよいでしょう．

そのほかにアセスメントに**歯科衛生ヒューマンニーズ概念モデル**[1]（p.32 参照）を使用することも効果的です．この枠組みに沿って情報を整理・分類し，解釈・分析することで，対象者のニーズに応じた歯科衛生の視点からのアセスメントが可能になります．どの枠組みを利用するか，臨床の現場に合わせて選択するとよいでしょう．

3）情報の解釈・分析

解釈とは集め合わせた情報の意味を探ることで，**分析**はさらに情報について病態生理学や理論を用いて分析していくことです．正常・標準から逸脱はないか，健康の回復，維持，増進にマイナスとなるか，プラスであるかなど，専門知識やクリティカル思考を応用して情報の意味を理解し，関連性を見つけ出していきます．

4）情報から問題とその原因を推測する

情報を解釈・分析しながら問題・状態とその原因を推測します．問題を放置した場

> **Key Point** 集めた情報はカテゴリーごとに整理・分類しましょう

合,今後どうなるかを予測していきます(**表Ⅱ-1-1**).

最後に解釈・分析の正確さを確認します.自分が考えた問題や原因が適切かどうか,基準と照らし合わせて判断します.

表Ⅱ-1-1 解釈・分析で行うこと

①通常の経過,正常な状態と比較し,歯科衛生上の問題の有無と程度を明らかにする
②問題の原因や寄与因子を推測する
③問題をこのまま放置した場合,今後どのようになるか推測する

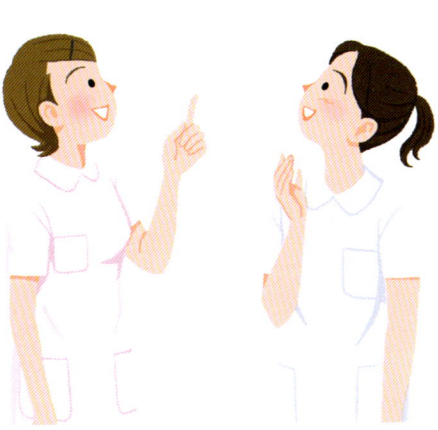

 **考え方の要点**

情報の処理では因果関係にも注意しよう

たとえば,歯科衛生士学生が,「1日1個の飴を食べる」という対象者の情報をとってきて,これに対して「間食の取り方について指導が必要である」と機械的に解釈・分析することがあります.しかし1日1個の飴は口腔の状態に影響を及ぼすでしょうか.情報の処理においては,病気の発症メカニズムや因果関係の妥当性についての知識も重要です.

演習問題

1. 次のデータについて，主観的情報（Sデータ）と客観的情報（Oデータ）を区別してみましょう
   （当てはまると思うほうに○をつけましょう）

   a．噛むと奥歯が痛い……………………………（主観・客観）
   b．妊娠すると歯が弱くなる……………………（主観・客観）
   c．PCRスコア …………………………………（主観・客観）
   d．ブラッシングは大きな横磨き………………（主観・客観）
   e．歯ブラシは硬めを使用………………………（主観・客観）
   f．プロービングデプス…………………………（主観・客観）

2. Tさん（30歳 女性）は歯周病の治療のため通院中です．1週間前にスケーリング・ルートプレーニング（SRP）を終了しています．固いものを噛むと奥の歯に痛みを感じるといいます．この問題の原因を探るために必要な情報源は何か考えてみましょう．

   情報源となるもの

解答解説

1. a．主観　b．主観　c．客観　d．主観＆客観
   e．対象者が自分で答えた場合→主観
   　　対象者が持参したものをDHが判断した場合→客観
   f．客観

2. ・**カルテ・歯周組織検査票**（う蝕など原因が他にないか．PD値やBOPから歯周病の程度を確認する）
   ・**エックス線写真**（骨の吸収程度から歯周病の進行状態を確認する．また隣接面う蝕がないかも確認する．）
   ・**業務記録**（前回行われたSRP時に，特記されるべきことがなかったかどうか．たとえば，SRP時の歯石の量や出血の状況から痛みにつながる要素はないかどうか確認する）
   ・**術者からの申し送り**（業務記録に含まれている場合もあるが，術中の様子など必要に応じて情報を得る）
   ・**視診**（SRP後の歯肉の退縮，発赤，腫脹などの有無）
   ・**口腔内写真**（前回撮影したときとの変化の確認）
   など

| アセスメント | 歯科衛生診断 | 計画立案 | 実施 | 評価 |

2 歯科衛生・保健行動の理論や概念モデルを応用する

　歯科衛生ケアプロセスを支える2本の柱は，**意思決定**と**問題解決**です（図Ⅱ-1-2）．これらを科学的に行うためには，**理論**や**概念モデル**（表Ⅱ-1-2）の応用が効果的です，という話をすると，何かむずかしいことをするのでは，と思われるかもしれません．しかし，理論や概念モデルは，歯科衛生ケアの方向性を確認したり，歯科衛生の視点を歯科衛生ケアプロセスに取り入れることを助けてくれます．

　歯科衛生ケアプロセスに応用できる歯科衛生や保健行動の理論・概念モデルには，さまざまなものがあります．「保健信念モデル」[2]，「多属性効用理論」[3]，「口腔関連QOLの歯科衛生モデル」[4]（p.30参照），「歯科衛生ヒューマンニーズ概念モデル」[1]（p.32参照），「クライエント・セルフケア・コミットメントモデル」[5]は，その代表例です．これらの理論・概念モデルは，アセスメントに限らず歯科衛生ケアプロセスの他の段階で応用されることがあります（図Ⅱ-1-3）．

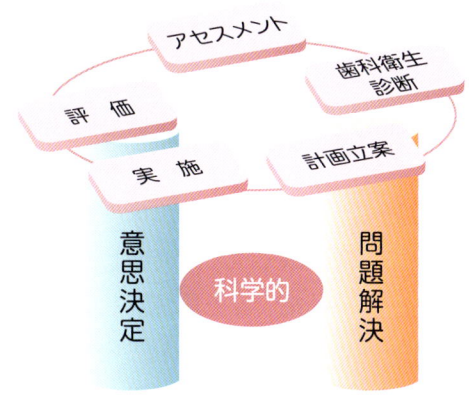

図Ⅱ-1-2　「意思決定」と「問題解決」は歯科衛生ケアプロセスを支える柱

表Ⅱ-1-2　理論と概念モデル

理論	個々の現象を法則的，統一的に説明できるように，筋道を立てて組み立てられた知識の体系
概念モデル	「理論」をわかりやすく，具体的で，利用しやすい形にしたもの．図表・イラストで表現されることもある ある専門分野において，知識の積み上げを行っていく枠組みとして機能し，究極的には，その知識は専門領域独自の，プロとしての基準やケアプロセスを定義することにつながる

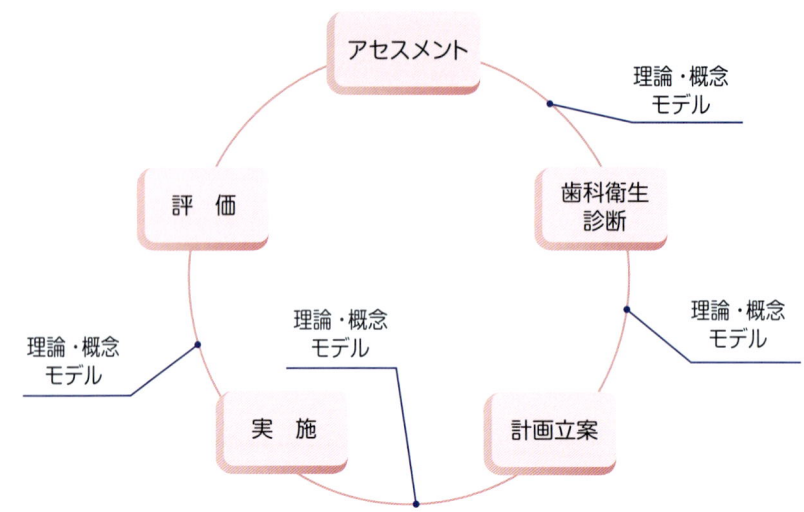

図Ⅱ-1-3　理論・概念モデルは，歯科衛生ケアプロセスのさまざまな段階で応用される

　ここでは，これらの理論・概念モデルをアセスメントに応用する具体的な方法について説明します．

❶ 理論や概念モデルを取り入れたセルフケア質問紙

　アセスメントに歯科衛生士の視点を反映し，保健行動の理論を応用するために私たちは，これらの理論も取り入れたセルフケアの質問紙（**右図**）を作成し，臨床で使用しています[6]．

　質問紙は主に「口腔清掃」「食事」「口腔状態の認識」の3領域から構成されています．質問項目は，歯科衛生の概念モデルや保健行動理論を反映した内容となっており，これらの理論を自然な形で歯科衛生士の臨床に取り入れることができます．

　収集した情報は「歯科衛生ケアプロセス用紙」のアセスメント欄に，＜カテゴリー＞ごとに分けてSデータ，Oデータとしてまとめていきます．

Key Point　歯科衛生の視点をアセスメントに取り入れるために，理論や概念モデルを少しずつ学んでみましょう

| アセスメント | 歯科衛生診断 | 計画立案 | 実施 | 評価 |

セルフケア質問紙

お口の清掃と状態について

今後の治療の参考とするため，下記の質問への回答にご協力をお願いいたします．回答内容の一部は本人が特定できない形で研究・教育目的で使用させていただくことがあります．その後，記録としてカルテに保管いたします．ご理解をいただける場合は，下記にご署名いただきますようお願いいたします．

記入日　平成　年　月　日　担当医＿＿＿＿＿＿＿＿＿＿＿＿

| 氏名 | | 男・女 | 生年月日 | M・T
S・H　年　月　日 | 年齢
　歳 |

＊次の質問にお答え下さい．該当するものを○で囲み，（　）内には正確にご記入ください．

【歯磨きについて】
1. 1日何回歯を磨きますか？　　　（　　　）回
　　それはいつですか．　起床後すぐ・朝食後・昼食後・夕食後・就寝前
　　　　　　　　　　その他（　　　　　）

歯科衛生ケアプロセス用紙のアセスメントに＜口腔清掃＞として要約します

2. 歯磨き粉を使用していますか？　　　　使用している（製品名：　　　）・使用していない

3. 補助用具（デンタルフロス，歯間ブラシ等）を使用していますか？　使用している・使用していない
　　「使用している」場合，どれくらい使用していますか．
　　毎日　　　週2，3回　　　週1回　　　月1回

4. 他にお口のケアのためにお使いになっているものはありますか？（例：うがい液など）
　　（　　　　　　　　　　　　　　　　　　　　　　　　　　　　　　　　　　　　　　）

【食事について】
1. 食事や間食は一日に何回くらい摂りますか？
　　食事　　回/日　　間食　　回/日
　　①現在，自分の食事の内容・量は，良好であると感じていますか？
　　　　良いと感じている　　どちらとも言えない　　改善が必要
　　②「改善が必要な場合」，その理由
　　（　　　　　　　　　　　　　　　　　　　　　　　　　　　　　　　　　　　　　　）

＜食事・栄養＞として要約します

2. 次のものを，一日にどれくらい食べたり，飲んだりしますか？

食　品	程　度	備　考
キャンディー（のど飴，ミント類も含む）	1日　　個	
缶入り，ペットボトル入り飲料	1日　　本	
チョコレート，クッキー，クラッカーなど	1日　　個・箱・袋	
ケーキ	1日　　個	
その他の間食（　　　　　　　　　　　）		

Ⅱ編　歯科衛生ケアプロセスを臨床に活かしてみよう

【お口の状態について】・・・ <心理・社会・行動面>に要約します

1. 自分の口の中を鏡でみることがありますか？
   （歯科衛生ヒューマンニーズ概念モデル，保健信念モデル，
   クライエント・セルフケア・コミットメントモデルに関連した質問です）
   　　　毎日　　　　週に何回か　　　　月1度　　　　ほとんどみない

2. 自分の歯をできるだけ多く（長く）維持したいと思いますか？
   （クライエント・セルフケア・コミットメントモデル，保健信念モデルに関連）
   　　　強く思う　　　思う　　　どちらでもない　　　あまり思わない　　　全く思わない

3. 現在のお口の状態を，今後どのようにしたいと希望していますか？
   （クライエント・セルフケア・コミットメントモデル，保健信念モデルに関連）
   （あてはまるもの全てに○）
   　　a. よく噛めるようになり，おいしく食事がしたい　　　b. 見た目をもっとよくしたい
   　　c. 痛みがなくなればいい　　　d. さわやかな息　　　e. とくに希望はない
   　　f. その他（　　　　　　　　　　　　　　　　　　　　　　　　　　　　　　　　　）

4. お口の状態をより良くするために，自分でできることがあるとすれば，どの程度やりたいと考えていますか？
   （クライエント・セルフケア・コミットメントモデル，保健信念モデルに関連）
   　　a. できることがあれば，何でもやりたい　　　b. ある程度，やれることをやりたい
   　　c. あまり自分ではやりたくない（理由：　　　　　　　　　　　　　　　　　　　）

5. お口の状態をより良くするために，どのような事をしたいと考えていますか？
   （クライエント・セルフケア・コミットメントモデル，保健信念モデルに関連）
   　　　　　　　　　　　　　　　　　　　　　　　　　　　　　（当てはまるもの全てに○）
   　　a. 提案されたお口のケア（歯磨きなど）をしっかりやる
   　　b. 歯やお口の健康と病気についてよく知る
   　　c. きちんと最後まで通院してお口のケアをしてもらう　　　d. あまり考えていない
   　　e. その他（　　　　　　　　　　　　　　　　　　　　　　　　　　　　　　　　　）

6. 歯科の定期検診を受けていますか？　　　　　　　　　　はい・いいえ
   （クライエント・セルフケア・コミットメントモデル，歯科衛生ヒューマンニーズ概念モデルに関連）
   「はい」の場合，最後に検診を受けられたのはいつですか？（　　　　　　　年　　　月頃）

7. いままで，歯科医師や歯科衛生士が指導したこと（自宅での歯磨きの方法や，習慣の改善など）を，どの程度取り入れてきたと感じますか？
   （クライエント・セルフケア・コミットメントモデル，保健信念モデルに関連）
   　　a. よく受け入れて実行した　　　　　b. たまに実行した
   　　c. ほとんど受け入れず，実行しなかった　　　d. ほとんど指導，提案を受けたことはない

セルフケアの質問紙（つづき）

| アセスメント | 歯科衛生診断 | 計画立案 | 実施 | 評価 |

---

8. あなたにとって,お口の病気(むし歯,歯周病など)の予防はどれくらい重要ですか?
   (クライエント・セルフケア・コミットメントモデル,保健信念モデルに関連)
   　とても重要　　　ある程度重要　　　あまり重要ではない

9. 歯科医師や歯科衛生士から,あなたのお口の健康を守るために適した製品(歯ブラシ,洗口剤,その他)をすすめてもらいたいと思いますか?
   (クライエント・セルフケア・コミットメントモデル,保健信念モデルに関連)
   　はい　　　　よくわからない　　　　いいえ

10. 現在,何か新しいことにチャレンジしたり,自分の行動を変えてみたいと思いますか?
    (ローカス・オブ・コントロールに関連)
    　思う　　　　あまり思わない

11. 自分の行動とお口の健康状態について,どのようにお考えですか
    (ローカス・オブ・コントロール,自己効力感に関連)
    　自分の行動の影響は大きい　　　どちらともいえない　　　自分ではどうしようもない

セルフケアの質問紙(つづき)

この質問紙を使えば,自然に歯科衛生士の視点や保健行動の理論を取り入れたアセスメントができます

これならすぐに臨床で使えますね

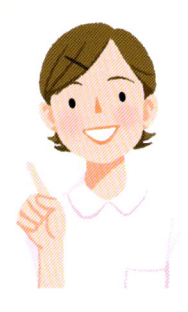

> **Key Point** クライエント・セルフケア・コミットメントモデル,保健信念モデル,ローカス・オブ・コントロールについて詳しくは既刊「歯科衛生ケアプロセス」をご覧ください.

❷ 口腔関連QOLの歯科衛生モデルとその応用

近年，口腔の健康状態が，審美や対人関係など生活のあらゆる面に影響することが認識されるようになりました．歯科衛生士には，患者・対象者の生活の質（Quality of Life；QOL）に配慮した関わりが求められています．QOLの概念のなかで，口腔の状態に焦点を当てるものを口腔関連QOL（Oral Health-related Quality of Life）とよびますが，歯科衛生の視点を取り入れたものが「口腔関連QOLの歯科衛生モデル」[4]です．歯科衛生士は，歯科衛生ケアプロセスのなかで患者・対象者のQOLの維持・向上を目指していきますが，そのためには口腔関連QOLの歯科衛生モデルを応用することが効果的です．

アセスメントにおいては，口腔関連QOLの歯科衛生モデルの各領域について情報を集め，解釈・分析していきます．収集した口腔QOLの情報は，一般的なアセスメント情報と統合され，全体的な歯科衛生ケアプランの立案につなげていきます．

さらに，口腔関連QOLの歯科衛生モデルに基づいたOHRQL尺度[7,8]（**右図**）を使用すると，対象者の口腔関連QOLを数値化して客観的にとらえることができます．

＜アセスメントにおける記載例＞
口腔関連QOLの歯科衛生モデル領域：
- 「痛み」「口腔の乾燥」
  ・歯がいつも痛い（下顎左側臼歯部）
  ・口がいつも渇いている気がする
- 「食事」「咀嚼」
  ・歯が痛いため，よく噛めず，食事が楽しめない
- 「社会的機能」
  ・口臭があるため，友人と会話が楽しめない
- 「心理的機能」
  ・口の問題のため，気分がひどく落ち込むことが多い
- 「健康認識」
  ・同年代の人と比較して，現在の自分の口腔や全身の健康状態はよくないと感じている
- 「環境，社会文化的，経済的影響」
  ・家族がおらず，収入は低く，遠方のため頻繁な通院が困難

考え方の要点　口腔関連QOLのアセスメントには，「口腔関連QOLの歯科衛生モデル」に基づいた尺度（OHRQL），GOHAI，OHIP-14などの尺度が使われています．それぞれの尺度の特性をよく理解した上で目的に応じたものを使用します．

OHRQL 尺度

口腔関連 QOL アセスメント票

（初診・IP 後・歯周外科後・口腔機能回復治療後・リコール）

Dr.　　　　　　　　　　現在歯数　　　　　歯

記入日：　　年　月　日（　）氏名　　　　　　生年月日　　　　No.

次の質問にお答えください。（基準を参考にカッコ内の数字に○をつけてください）

＜評価基準＞ 0：まったくない　1：ほとんどない　2：時々　3：しばしば　4：いつも		（備考）
痛み	1) 歯が痛いことがありますか　　　　　　　　　　　　　　　　（ 0.　1.　2.　3.　4. ）	
	2) 歯ぐきが痛いことがありますか　　　　　　　　　　　　　　（ 0.　1.　2.　3.　4. ）	
	3) 口内炎ができて痛いことがありますか　　　　　　　　　　　（ 0.　1.　2.　3.　4. ）	
	4) あごが痛いことがありますか　　　　　　　　　　　　　　　（ 0.　1.　2.　3.　4. ）	
	5) 口やあごの問題で頭痛がすることがありますか　　　　　　　（ 0.　1.　2.　3.　4. ）	
口の乾燥	1) 食事の時，口が乾燥していると感じますか　　　　　　　　　（ 0.　1.　2.　3.　4. ）	
	2) 食事の時，飲み込みにくいと感じますか　　　　　　　　　　（ 0.　1.　2.　3.　4. ）	
	3) 水や飲み物を一緒にとらないと飲み込みにくいですか　　　　（ 0.　1.　2.　3.　4. ）	
食事・咀嚼	1) 歯や入れ歯，口の問題のために　食事の際，不快感がありますか 　　　　　　　　　　　　　　　　　　　　　　　　　　　　（ 0.　1.　2.　3.　4. ）	
	2)　　〃　　　　〃　　　　食べ物が噛みづらいことがありますか 　　　　　　　　　　　　　　　　　　　　　　　　　　　　（ 0.　1.　2.　3.　4. ）	
会話機能	1) 歯や入れ歯，口の問題のために　言葉が発音しにくいことがありますか 　　　　　　　　　　　　　　　　　　　　　　　　　　　　（ 0.　1.　2.　3.　4. ）	
	2)　　〃　　　　〃　　　　会話が不明瞭で，他人が理解しにくいことがありますか 　　　　　　　　　　　　　　　　　　　　　　　　　　　　（ 0.　1.　2.　3.　4. ）	
社会的機能	1) 歯や入れ歯，口の問題のために　笑うことをためらうことがありますか 　　　　　　　　　　　　　　　　　　　　　　　　　　　　（ 0.　1.　2.　3.　4. ）	
	2)　　〃　　　　〃　　　　余暇を楽しめないことがありますか 　　　　　　　　　　　　　　　　　　　　　　　　　　　　（ 0.　1.　2.　3.　4. ）	
	3)　　〃　　　　〃　　　　人と付き合ううえで支障が出ることがありますか 　　　　　　　　　　　　　　　　　　　　　　　　　　　　（ 0.　1.　2.　3.　4. ）	
	4)　　〃　　　　〃　　　　他人とコミュニケーションをとることが難しいですか 　　　　　　　　　　　　　　　　　　　　　　　　　　　　（ 0.　1.　2.　3.　4. ）	
心理的機能	1) 歯や入れ歯，口の問題のために　恥ずかしい思いをすることがありますか 　　　　　　　　　　　　　　　　　　　　　　　　　　　　（ 0.　1.　2.　3.　4. ）	
	2)　　〃　　　　〃　　　　見た目が悪いと感じることがありますか 　　　　　　　　　　　　　　　　　　　　　　　　　　　　（ 0.　1.　2.　3.　4. ）	
	3)　　〃　　　　〃　　　　気分が落ち込むことがありますか 　　　　　　　　　　　　　　　　　　　　　　　　　　　　（ 0.　1.　2.　3.　4. ）	
	4)　　〃　　　　〃　　　　いろいろと気をつかい，リラックスできないことがありますか 　　　　　　　　　　　　　　　　　　　　　　　　　　　　（ 0.　1.　2.　3.　4. ）	
健康の認識	1) 自分の口の状態についてどう感じますか 　　（同年代の他人と比較して）　　　　　　　　　　　（ 0. よい　　1. 同程度　　2. 悪い ）	
	2) 自分の全身的な健康状態についてどう感じますか 　　（同年代の他人と比較して）　　　　　　　　　　　（ 0. よい　　1. 同程度　　2. 悪い ）	

(Keselyak et al., 2001[7], Saito et al., 2010[8])

❸ 歯科衛生ヒューマンニーズ概念モデルとその応用

収集した情報は解釈・分析をして歯科衛生診断を導きます．しかし，情報収集に偏りがあったり，歯科衛生の視点が十分に反映されていない場合は，問題を見落としてしまうことがあります．歯科衛生士学校の学生や経験の浅い歯科衛生士はとくに，情報の解釈・分析から歯科衛生診断にかけての過程で悩む方が多いようです．そのような場合は，歯科衛生ヒューマンニーズ概念モデル[1]を応用してみましょう．

1）歯科衛生ヒューマンニーズ概念モデルとは

人間の行動は欲求（ニード，ニーズ）を満たす行動に支配されていると考えられ，満たされないニーズがあると人間の内的な動きがそれを満たそうとします．その満たされないニーズが人間の行動にモチベーションを与えると考えられています．たとえば，ショッピングである洋服が目にとまったとします．あの洋服を着たい，でもサイズが合わない，と思ったとき，ダイエットをしようというモチベーションが高まります．この考え方を歯科衛生士の臨床に応用したのが，歯科衛生ヒューマンニーズ概念モデルです．

歯科衛生ヒューマンニーズ概念モデルは次の8つのニーズから構成されています．

(1) 顔や口腔に関する全体的なイメージ
自分の口腔，顔面の状態，口臭などに対して満足していたい，というニーズを指します．

(2) 健康上のリスクに対する防御
歯科衛生ケアを受ける上で全身的な制約がなく，また，歯科衛生ケアそのものの健康上のリスクを避ける，というニーズを指します．

(3) 生物学的に安定した歯，歯列
歯や充填物，補綴物の状態が安定しており，適切な機能が維持されているというニーズです．

(4) 頭頸部の皮膚，粘膜の安定
口腔粘膜，歯周組織，その他の頭頸部の皮膚，粘膜が感染や外傷から守られ，栄養状態も良好でありたい，というニーズを指します．

(5) 頭頸部の疼痛からの解放
物理的な不快感がない状態でいる，というニーズです．

(6) 不安やストレスからの解放
オーラルヘルスケアの環境で，精神的な恐怖感や不快感がない状態でいる，というニーズを指します．

(7) 口腔の健康に関する責任
対象者自身が口腔の健康に責任をもつ，というニーズです．

(8) 概念化と理解
自分の口腔の健康に関して妥当な判断をするための知識をもつ，というニーズです．

歯科衛生ヒューマンニーズ概念モデルをアセスメントで応用することにより，歯科衛生の視点で多角的な情報収集が可能となります（**右図**）．

しかし，歯科衛生ヒューマンニーズ概念モデルはアメリカで理論構築されたものですので，日本で使用するにあたり，用語が

歯科衛生ヒューマンニーズアセスメント用紙

1. 顔や口腔に関する全体的なイメージ
次の項目のイメージに関して不満をもっている
- ☐ 歯
- ☐ 歯肉
- ☐ 顔貌
- ☐ 口臭
- ☐ その他 _____

2. 健康上のリスクに対する防御
- ☐ 速やかに専門家に紹介する必要性
- ☐ 緊急処置の必要性
- ☐ 血圧，その他バイタルサインの異常
- ☐ 抗生物質の前投薬
- ☐ 抗凝固剤などの服用
- ☐ 摂食嚥下障害
- ☐ その他 _____

3. 生物学的に安定した歯，歯列
- ☐ 咀嚼が困難
- ☐ 不適合修復物・補綴物
- ☐ 外傷
- ☐ 摩耗，咬耗，侵蝕
- ☐ 歯の欠損
- ☐ う蝕（C_2以上）
- ☐ 咬合性外傷・動揺（2度以上）
- ☐ その他 _____

4. 頭頸部の皮膚，粘膜の安定
- ☐ 口腔外の病変
- ☐ 歯肉歯槽粘膜の問題（付着歯肉，小帯その他）
- ☐ 口腔乾燥症
- ☐ プロービングデプス4mm以上の歯周ポケット
- ☐ 歯肉の発赤・腫脹
- ☐ プロービング時の出血
- ☐ その他 _____

5. 頭頸部の疼痛からの解放
- ☐ 口腔内外の疼痛，知覚の異常
- ☐ その他 _____

6. 不安やストレスからの解放
下記について不安を訴えたり，示したりする
- ☐ 歯科医師や歯科衛生士との対応
- ☐ プライバシー
- ☐ 料金，以前の歯科受診の経験
- ☐ 歯科材料，エックス線写真
- ☐ 感染予防
- ☐ その他 _____

7. 口腔の健康に関する責任
- ☐ 不適切な口腔の保健行動
- ☐ プラーク，歯石の存在
- ☐ 口腔衛生に関する不十分な保護者の監督
- ☐ 過去2年間，歯科を受診していない
- ☐ その他 _____

8. 概念化と理解
- ☐ 口腔疾患について関心が低い
- ☐ 知識，認識に問題
- ☐ 歯科衛生ケアやセルフケアについて質問
- ☐ その他 _____

考え方の要点：アセスメントでの具体的な応用法

実際のアセスメントでは「歯科衛生ヒューマンニーズ・アセスメント用紙」に，「症状・徴候」をチェックしてまとめていき，情報処理の助けとし，歯科衛生診断につなげていきます．

なじまないなどの問題もあります．また，例えば摂食嚥下障害に関する問題や介助を必要とする対象者のニーズは，8つのニーズのなかには分類しにくいと感じています．概念モデルは特徴も考慮しながら，使いこなしていくことが大切です．

以上，理論・概念モデルのアセスメントにおける応用について述べました．これらは歯科衛生ケアプロセスを展開するうえで，必ず使用しなければならないというわけではありません．対象者や患者，歯科衛生ケアを提供する環境などに応じて，適切なものを選んで応用してみましょう．

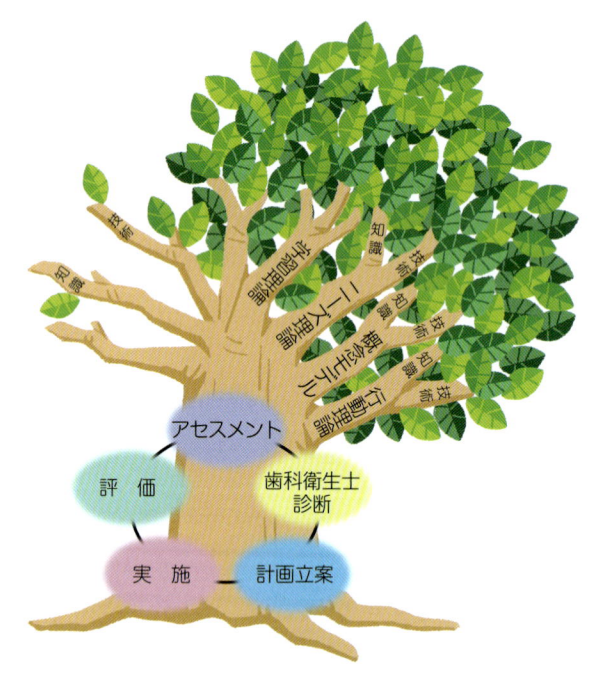

「臨床の木」：知識や技術に加え，理論やモデルを取り入れると臨床はより実り多いものになる．

考え方の要点　アセスメントの分析・解釈に悩んだときは…

アセスメントの分析・解釈が複雑になり，どのように歯科衛生診断文としてまとめたらよいかわからない場合は，「歯科衛生ヒューマンニーズ：アセスメント用紙」を使用して，アセスメントの内容を整理してみましょう．

応用するメリットとしては，「歯科衛生ヒューマンニーズ：アセスメント用紙」の症状・徴候をチェックすることで，効率のよい整理ができる，自然で多角的な「歯科衛生士としての視点」をアセスメントに取り入れることが可能となる，などが挙げられます．

しかし，経験を重ねることで，アセスメントという作業がスムーズにできるようになるので，**必ずしも「歯科衛生ヒューマンニーズ概念モデル」を使用しなくても，適切な歯科衛生診断を導けるようになります**．その一方で歯科衛生業務の効率が求められる場合には，歯科衛生ヒューマンニーズ概念モデルの8つのニーズのうち，該当するニーズを「歯科衛生診断」のステップでそのまま使用することも可能です．

文献

1) Darby, ML, Walsh, MM : Application of the human needs conceptual model to dental hygiene practice. J Dent Hyg, 74 : 230-237, 2000.
2) Rosenstock I et al. : Social learning theory and the health belief model. Health Education Quarterly, 15 : 75-183, 1988.
3) Carter W : Psychology and decision making model : Modeling health behavior with multiattribute utility theory. J Dent Educ, 56 : 800-807, 1992.
4) Williams K-B et al. : Oral health-related quality of life : A model for dental hygiene. J Denta Hyg, 72 : 19-26, 1998.
5) Calley KH et al. : A proposed client self-care commitment model. J Dent Hyg. 74 : 24～35, 2000.
6) Saito A et al. : Assessment of oral self-care in patients with periodontitis : a pilot study in a dental school clinic in Japan. BMC Oral Health 9 : 27, 2009
7) Keselyak NT, Gadbury-Amyot CC : Application of an oral health-related quality of life model to the dental hygiene curriculum. J Dent Educ, 65 : 253-261, 2001.
8) Saito A et al. : Effect of initial periodontal therapy on oral health-related quality of life in patients with periodontitis in Japan. J Periodontal, 81 : 1001-1009, 2010.

2 歯科衛生診断

歯科衛生診断は歯科衛生ケアプロセスの重要な段階です．アセスメントを受けて対象者の歯科衛生上の問題とその原因を明らかにします．本章では歯科衛生診断の概要について述べ，後半では歯科衛生診断文の書き方について解説します．

1 歯科衛生診断とは

歯科衛生診断では問題を明らかにし，次の段階の計画立案につなげていきます．

❶ 歯科診断と歯科衛生診断

法律上，歯科衛生士は医師や歯科医師が行うような「診断」をすることはできません．

歯科衛生診断（Dental Hygiene Diagnosis）の定義は，

「歯科衛生士が受けた教育およびその資格において対応可能な実在または潜在的な口腔健康上の問題，保健行動を明らかにすること」[1,2] です．歯科衛生診断は歯科衛生士のライセンスの範囲における判断であることを認識しなければなりません．

❷ 歯科衛生診断の目的

歯科衛生診断の目的は，対象者の問題に焦点をあて，歯科衛生ケアを誘導することです．適切な計画を立案するためには，欠かせないものです．

❸ 歯科衛生診断文の構成要素

歯科衛生診断は，「〜に関連した」という用語を用い，原因・病因（病因句）と問題・状態（診断句）を結びつけて記述します．

　原因・病因　に関連した　問題・状態
　（病因句）　　　　　　　（診断句）

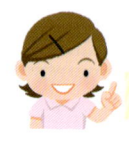

> **Key Point** 歯科衛生診断は歯科衛生士の資格の範囲での問題を明確にすることです．

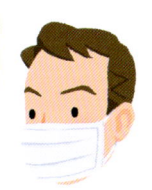

アセスメント ◇ 歯科衛生診断 ◇ 計画立案 ◇ 実施 ◇ 評価

患者さん
歯が痛いんです…

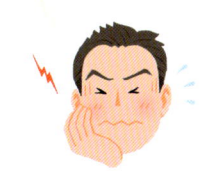

歯科医師
むし歯ですね

歯科診断 急性単純性歯髄炎
歯科医師が主体となる治療が示されます
(ex. 抜髄，その後の修復治療など)

歯科衛生士
カリエスに罹患した原因は？プラーク？
食生活？磨き方？

歯科衛生診断
口腔清掃不良に関連したカリエス罹患の可能性
→歯科衛生士が主体となる治療が示されます
(ex 歯科医師による緊急処置後の口腔衛生指導，栄養指導，フッ化物の応用など)

歯科衛生士と歯科医師の役割が明確です

表Ⅱ-2-1 歯科衛生診断の種類

実在	原因があり，それによる症状，徴候がみられる
リスク（潜在的）	原因があるが，症状・徴候はみられない 今後発症する可能性がある
可能性	原因があると思われるが，確定できていない

❹ 歯科衛生診断の種類

歯科衛生診断の種類には，「実在」する状態，「リスク」，そして，「可能性」の3タイプがあります（**表Ⅱ-2-1**）．臨床で多くみられるタイプは「実在」「リスク」の2つです．

考え方の要点

歯科衛生診断を行うことの意味
歯科衛生士の歯科衛生診断は，それが導く歯科衛生ケアプランとともに，歯科医師の診断および治療計画と統合されることによって，対象者（患者）の問題（ニーズ）に対し，包括的な対応を行うことが可能となります[3]．また，歯科衛生士教育に，歯科衛生診断の考え方を取り入れることにより，対象者の歯科衛生上の問題についての思考が学生に促されることも明らかになっています[4]．

❷ 歯科衛生診断文を書いてみよう

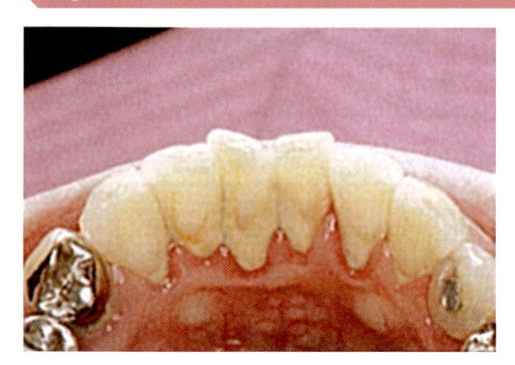

図Ⅱ-2-1　歯肉に炎症を認める例

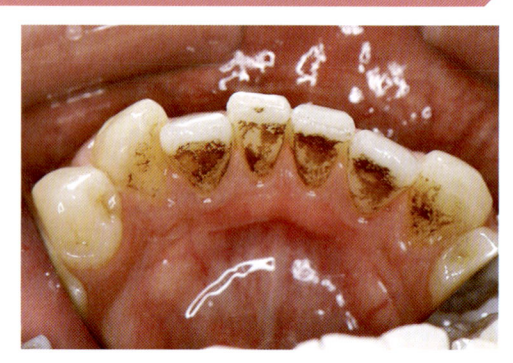

図Ⅱ-2-2　歯面に着色がみられる喫煙者の例

　歯科衛生診断は，**原因・病因**に関連した**問題・状態**で表現されます．計画立案では，問題を解決するために，その原因に対して歯科衛生士ができることを考えていきます．

❶ 「〜に関連した」という用語を使う理由

　歯科衛生診断文では，「〜による」や「〜が原因」のような用語は使用しません．これはなぜでしょうか．図Ⅱ-2-1の口腔内状態にある対象者について考えてみましょう．
　まず，歯肉に炎症があることが問題として挙げられます．
　アセスメント結果から原因を考えてみると，プラークや歯石が沈着しているほか，対象者の口腔清掃に関する知識や技術の不足，歯並びによるものなどさまざまなものが挙げられます．つまり，どれが真の原因かどうかの判定は困難で，他の因子の関与も考えられます．そこで，「〜に関連した」という用語を使用します．

❷ 問題を引き起こしている原因を考える

　図Ⅱ-2-2の対象者は，1日15本程度の喫煙があり，歯の着色が気になるといいます．この場合，口腔衛生上の問題・状態は「色素沈着」で，その問題・状態を引き起こしているのが「喫煙」となります．
　歯科衛生診断で表すと

　<u>喫煙</u>　に関連した　<u>歯面の広汎性の色素沈着</u>
　（原因）　　　　　　　　　　（問題）

となります．

> 問題となるのは，喫煙と着色のどっち？
> 気になっていること（＝問題）と考えるといいのね

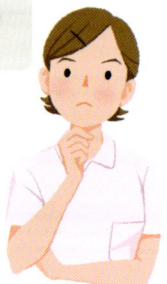

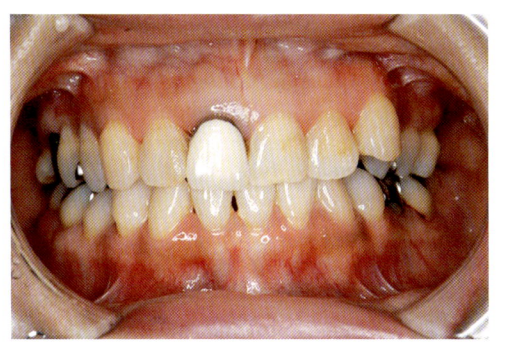

図Ⅱ-2-3 前歯に繊維質の食べ物がはさまるという主訴をもつ患者

❸ 歯科衛生ケアで改善可能な前提に基づいて表現する

　歯科衛生診断は，歯科衛生士が対応できる内容であることが大切です．**図Ⅱ-2-3**の対象者は前歯に繊維質の食べ物が挟まる」という主訴をもっています．口腔内状況をみると明らかに前歯部の補綴物が不適合です．

　このまま，歯科衛生診断で表すと

　　<u>不適合な補綴物</u>　に関連した　<u>食片圧入</u>
　　　（原因）　　　　　　　　　　（問題）

となります．原因となっている不適合補綴物を改善するには，歯科治療が必須となり，歯科衛生士がこの原因を排除することはできません．しかし，「食片圧入」に関連し不快感やプラークの沈着による歯肉炎症などの問題がある場合，圧入された食片そのものに対して歯科衛生士は対象者にアプローチできます．またそれによって問題を軽減することが可能となります．

　その場合歯科衛生診断文を

　　<u>食片圧入</u>　に関連した　<u>違和感</u>
　　（原因）　　　　　　　　（問題）

と表現すると，原因となっている食片圧入に対して，歯科衛生士は口腔清掃法などの指導を行うことができるので，歯科衛生診断として成立することになります．

　問題・状態は，その"程度"についても表現することもあります．問題・状態（診断句）の記述の前後に，修飾語（「急性の」「慢性の」「変化した」「減少」「広汎性の」「限局した」「増加」など）を使用すると，より明確になります．

　原因・病因は，環境や心理的，社会文化的，生理学的な因子を含むため，問題が存在しても原因がはっきりしない場合は「不明確な因子に関連した〜」のような書き方をしてもかまいません．

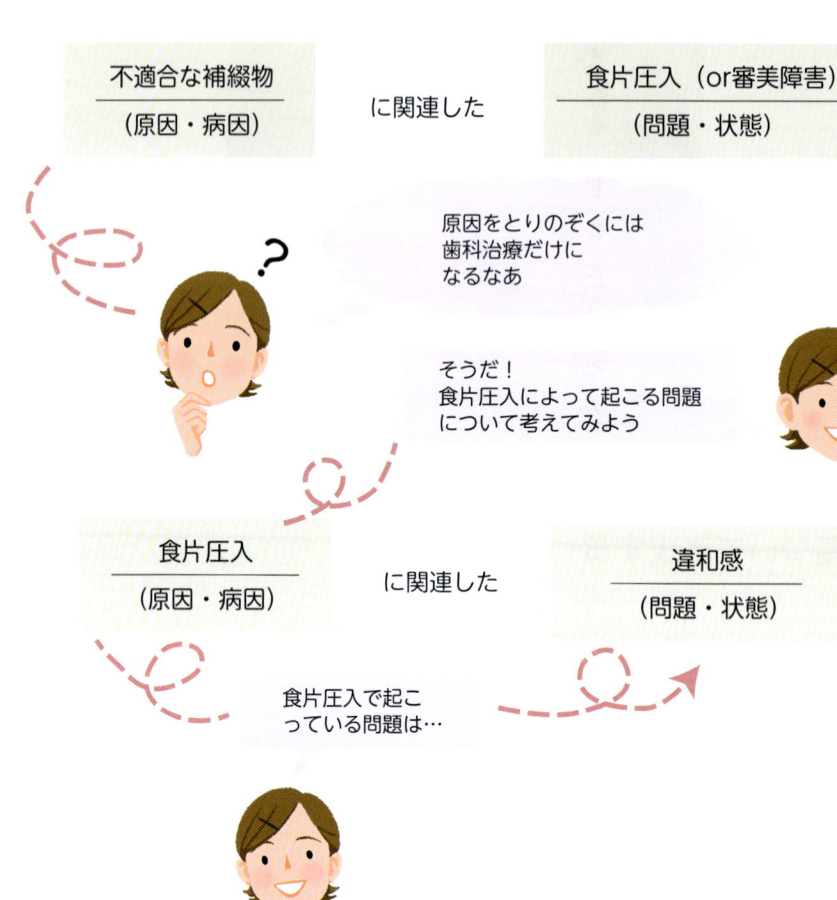

不適合な補綴物 に関連した 食片圧入（or審美障害）
（原因・病因） （問題・状態）

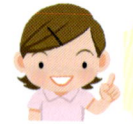

原因をとりのぞくには歯科治療だけになるなあ

そうだ！食片圧入によって起こる問題について考えてみよう

食片圧入 に関連した 違和感
（原因・病因） （問題・状態）

食片圧入で起こっている問題は…

※この歯科衛生診断に基づく計画立案はp.54の演習問題を参考にして下さい．

> **Key Point** 歯科衛生診断を考える場合，原因・病因に対して，歯科衛生士が対応できるかどうかをよく考えましょう．

文献

1) Wilkins EM：Clinical practice of the dental hygienist. 9th ed. Lippincott Williams & Wilkins, Philadelphia, 2004.
2) 下野正基監修：歯科衛生ケアプロセス．医歯薬出版，東京．2007．
3) American Dental Hygienists' Association：Dental Hygiene Diagnosis：An American Dental Hygienists' Association Position Paper, 2010.
4) 齋藤　淳ほか：歯科衛生士の歯周療法学教育における歯科衛生診断の導入に関する研究．日歯周誌，50：21-29．2008．

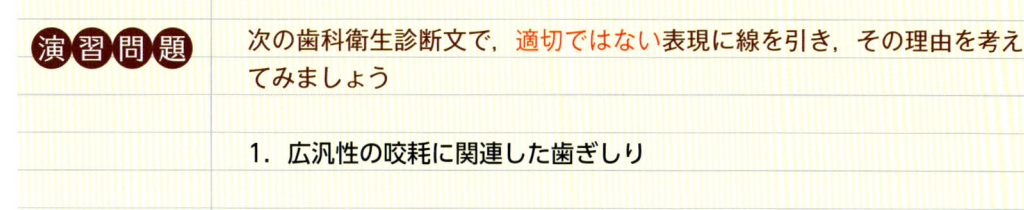

| アセスメント | 歯科衛生診断 | 計画立案 | 実施 | 評価 |

> **演習問題** 次の歯科衛生診断文で，適切ではない表現に線を引き，その理由を考えてみましょう
>
> 1. 広汎性の咬耗に関連した歯ぎしり
>
> 2. 多量のプラーク付着に関連したブラッシング方法の改善
>
> 3. 誤った食生活習慣に関連したう蝕

解説

1. この診断文では，原因が広汎性の咬耗で，問題が歯ぎしりと表現されています．
しかし，咬耗が原因で歯ぎしりが起こるでしょうか？
歯ぎしりが原因で咬耗が生じると考えるほうが通常ですので，この診断文は，病因句（原因）と診断句（問題）が逆になっていることがわかります．
➡ 適切な歯科衛生診断文例
　歯ぎしりに関連した広汎性の咬耗

2. この診断文では，"問題" がブラッシング方法の改善と表現されていますが，どうでしょうか？
「ブラッシング方法の改善」は介入内容を示しており，問題・状態ではありません．
そこで，プラーク付着によって引き起こされている問題は何かを考えましょう．
たとえば，歯肉の炎症や口臭などが考えられます．
➡ 適切な歯科衛生診断文例
　多量のプラーク付着に関連した歯肉の炎症

3. なにをもって「正しい」や「誤った」と判断されるのでしょうか？
このような表現は価値判断に相当するので避けたほうがよいです．
歯科衛生診断は，対象者や保護者等の協力によって検証されるので，個人的な価値観や感情による表現は適切ではありません．
➡ 適切な歯科衛生診断文例
　食生活習慣に関連したう蝕

💡 **考え方の要点** 歯科衛生診断は計画立案の歯科衛生介入を導くので，順序を誤って逆にすると，原因が不明確になり，適切な計画を立てることが難しくなります．

3 計画立案

　歯科衛生診断を受けて，歯科衛生ケアの計画を立てます．本編ではまず，計画立案において重要となる考え方を述べ，後半では具体的な内容である「歯科衛生ケアプラン」の作成について解説します．

1 計画立案とは

❶ 計画立案の目的と考え方

　計画立案の目的は，対象者の問題を解決または改善し，望ましい結果を導くために最も有効なケアを明らかにすることです．効果的な計画立案のためには，次の2点に配慮します．

1）臨床的配慮

　歯科衛生ケア（処置や指導）は，最新の科学的な知識に基づいて行われます．またケアを行うための臨床的なスキル（技術）も重要となります（図Ⅱ-3-1）．

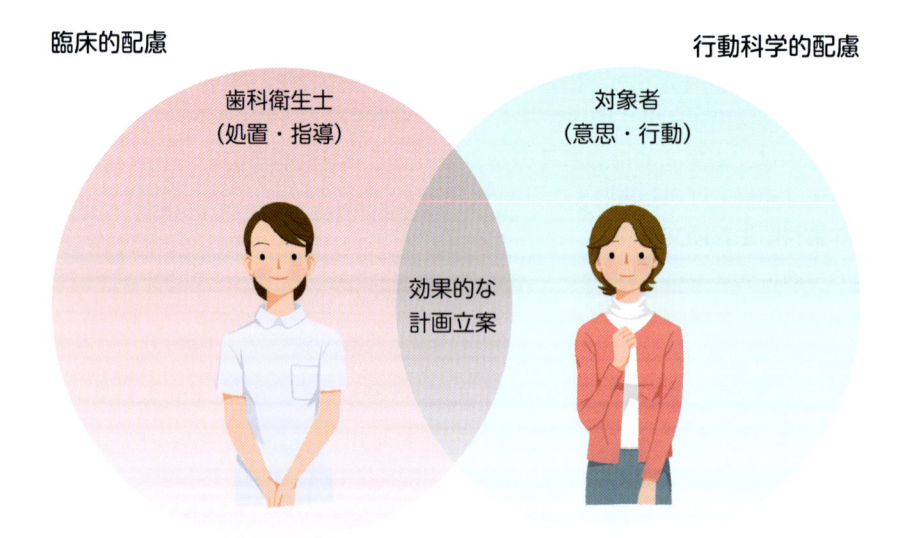

図Ⅱ-3-1　効果的な計画立案に必要な2つの配慮

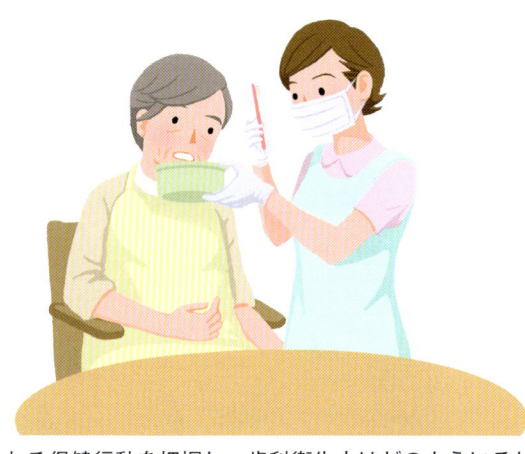

図Ⅱ-3-2　対象者がとれる保健行動を把握し，歯科衛生士はどのようにそれを支援するかを考える

2）行動科学的配慮

　歯科衛生士の臨床では，対象者（患者）の行動が変化しなければ解決しない問題によく遭遇します．対象者の保健行動を理解し，それに対して歯科衛生士がどのように関わっていくか考えていくことが重要です（図Ⅱ-3-2）．

　計画立案では，対象者との共通理解が重要となります．コミュニケーションをよくとって，計画立案に患者の意思を組み入れて行きます．

❷ 計画立案における理論・概念モデルの応用

　理論や概念モデルと歯科衛生ケアプロセスとの関係については，アセスメントの所で述べましたが，ここでは計画立案における応用について解説します．

　歯周病の治療をはじめとする多くの関わりにおいて，歯科衛生士が患者に一方的に処置や指導を行っても，よい結果は生まれません．よりよい健康状態を得るためには，自らの行動に変化を起こさなければなりません．歯科衛生士は患者の保健行動を理解し，行動変容を導く支援をします．このとき，参考となるのが**保健行動**や**歯科衛生の理論**や**概念モデル**です．

　思いつくままケアを実施したり，試行錯誤のなかでも，ある程度問題は解決できるかもしれません．しかし，理論や概念モデルを参考にし，綿密に立てた計画のもとで実施することにより，自分のケアの方向性を確認することができますし，理にかなったケアを提供することにつながります．

　歯科衛生士が対象者やその家族，さらには他のヘルスケア職種と関わるなかで，歯科衛生ケアについて，その根拠をきちんと説明できることが大切です．理論や概念モデルの応用は，その根拠を与える一助となります．

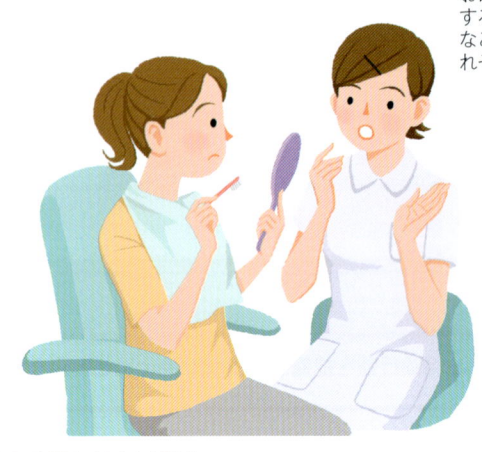

図Ⅱ-3-3　セルフケアを支援する関わりを目指す
クライエント・セルフケア・コミットメントモデルを参考に，対象者のセルフケアへの参加を促していきます．

❸ QOL に配慮した計画立案

　歯科衛生士には対象者の QOL の維持・向上につながる歯科衛生ケア（介入）を提供することが求められます．アセスメントで**口腔関連 QOL の歯科衛生モデル**[1] を応用した場合，計画立案においては，各領域に対応する歯科衛生ケアを具体的に考えていきます．

　OHRQL 尺度[2,3]で，口腔関連 QOL の状態を客観的にアセスメントした場合には，どのように対象者の価値観に沿ったケアを行えば，数値が改善するかを考えていきます．

❹ セルフケア向上への支援

　歯科衛生士の計画立案において特に重要となるのは，患者さんのセルフケアに対する支援です（図Ⅱ-3-3）．「**クライエント・セルフケア・コミットメントモデル**」[4] は，患者さんの考え方や健康観を理解し，セルフケア行動の話し合いを促進するような相互関係により，能動的な予防・治療への参加を促すことを目指しています（図Ⅱ-3-4）．具体的な応用としては，セルフケアに関する質問（表Ⅱ-3-1）をし，対象者とコミュニケーションを図り，歯科衛生ケアプロセスの過程をとおして支援を考えることがあげられます．

　アセスメントの項で紹介した「セルフケア質問紙」（p.27 参照）には，クライエント・セルフケア・コミットメントモデルに関連した質問項目を取り込んでいます．この質問紙への回答内容について対象者と話し合い，その結果を計画立案に盛り込むことで本モデルの考え方を，自らの臨床のなかに取り入れることができます．

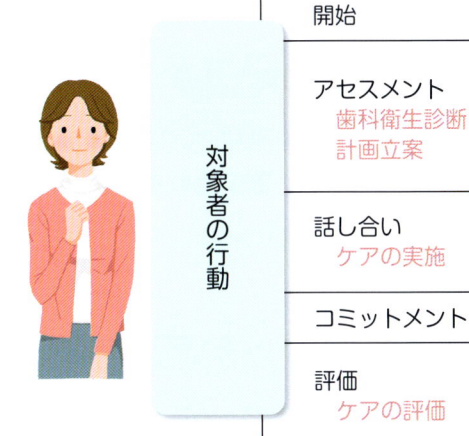

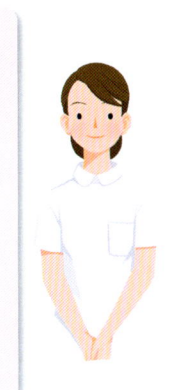

図Ⅱ-3-4 クライエント・セルフケア・コミットメントモデル（Calley et al., 2000[4])

歯科衛生ケアプロセスに基づく概念モデルであり，対象者の考え方や健康観を理解し，能動的な治療・予防への参加を促すことをはかるものです．

表Ⅱ-3-1 クライエント・セルフケア・コミットメントモデルにおけるセルフケア行動についての質問例

現在のセルフケア行動	・1日何回歯を磨きますか？ ・歯磨きにどれくらいの時間をかけますか？ ・自分では歯磨きはよくやっていると思いますか？ ・歯磨き粉は何を使っていますか？ ・歯と歯の間の清掃は行っていますか？
セルフケアについての態度，信念	・歯磨きをすると，歯や口の中はどう感じますか？ ・歯磨きについて，困っていることや嫌なことはありますか？ ・歯をこれからもずっと維持したいと思いますか？
コミットメント	・長期的には，お口について，どのようになっていたいですか？ ・お口の状態を改善するために，どのようなことなら積極的にできそうですか？ ・何が今日の来院のきっかけになりましたか？
リコールにおけるコンプライアンス	・前回，話し合ったセルフケアの習慣についてどの程度実施しましたか？ ・そのセルフケアを継続するうえで，障害となったことはありますか？ ・何がそのセルフケアの継続を助けましたか？

(Calley et al, 2000[4) より引用改変)

Key Point 対象者が治療に参加することを促すような計画を考えましょう

❷ 歯科衛生ケアプランを構成するもの

　計画立案で大切なのは，**具体的**で**個別性**があることです．そのために歯科衛生ケアプランを作成します．

　歯科衛生ケアプランは，**目標，歯科衛生介入，期待される結果**で構成されます（**図Ⅱ-3-5**）．

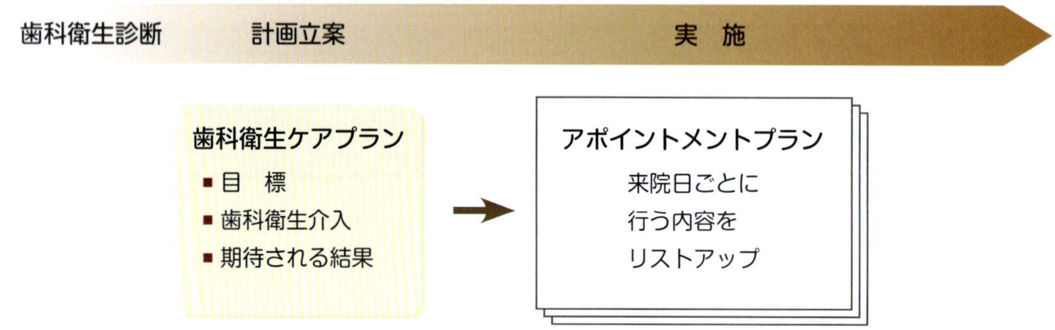

```
歯科衛生診断　　　計画立案　　　　　　　　　実　施
```

歯科衛生ケアプラン
- 目　標
- 歯科衛生介入
- 期待される結果

→ アポイントメントプラン
来院日ごとに
行う内容を
リストアップ

図Ⅱ-3-5　計画立案における歯科衛生ケアプラン
歯科衛生ケアプランは全体的な計画であり，それに基づくアポイントメントプラン（p.52参照）には，来院日ごとに行う歯科衛生ケアの内容をリストアップしておく．

❶目標

　まず，ケアの全体的な目標を設定します．目標は歯科衛生診断文の**問題・状態に対して設定**します．それぞれの歯科衛生診断について，歯科衛生ケアプランには，1つ以上の目標を記載します．

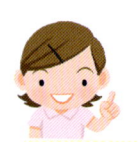

> **Key Point**　目標設定においては，「実在」する問題，対象者の希望や緊急性，より多くの要素が含まれる問題などが優先されます

❷歯科衛生介入

　歯科衛生介入では，歯科衛生診断で明らかにされた**病因を除去あるいは変化させるために行う処置や指導**を考え，選択していきます．**対象者やその家族とコミュニケーションをとったり，歯科医師とともに，他のヘルスケア職種へ紹介したりすることも**歯科衛生介入に含まれます．

　歯科衛生介入は，スケーリングやルートプレーニングなどの処置に限らず，対象者の変化の観察や，行動を変容させるような指導なども含まれます．必須ではありませんが観察計画（OP），指導（教育）計画（CP），処置計画（TP）（**表Ⅱ-3-2**）に分けて考えると，かたよりのない計画を立案することができます（**表Ⅱ-3-6**）．

表Ⅱ-3-2 観察計画（OP），指導（教育）計画（EP），処置計画（TP）の内容

観察計画 （Observation Plan：OP）	対象者の変化を観察するポイント 例：歯肉の炎症状態，ブラッシングの習慣，病気に対する考え方など
指導（教育）計画 （Education Plan：EP）	対象者の知識の向上や行動変容のための指導内容 例：プラークコントロール指導，食生活指導，禁煙指導など
処置計画 （Treatment Plan：TP）	対象者に直接行う処置の内容 例：スケーリング，フッ化物塗布，小窩裂溝填塞など

処置計画（Treatment Plan：TP）の代わりに，ケア計画（Care Plan：CP）という用語が使用されることもあります．この場合，全体的な計画では「歯科衛生ケアプラン」と紛らわしくなるので注意が必要です．

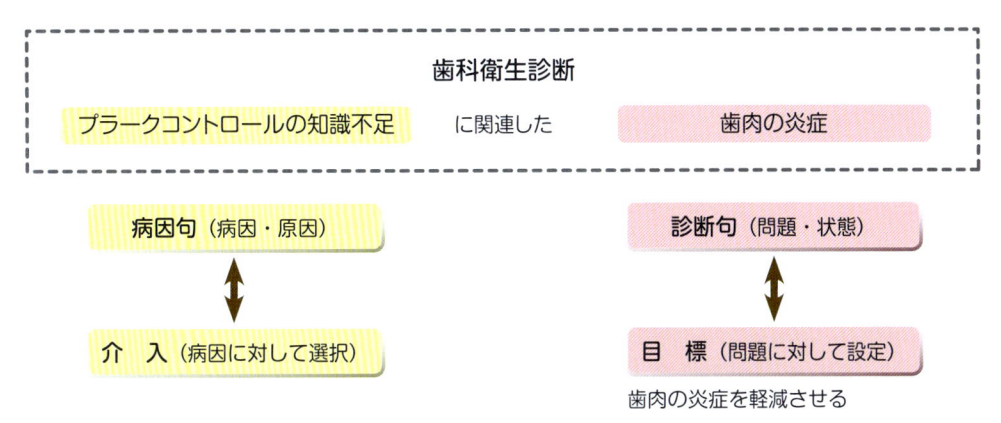

歯科衛生診断

プラークコントロールの知識不足　に関連した　歯肉の炎症

病因句（病因・原因）　　　　　　　診断句（問題・状態）
　　　↕　　　　　　　　　　　　　　　　↕
介　入（病因に対して選択）　　　　目　標（問題に対して設定）
　　　　　　　　　　　　　　　　　歯肉の炎症を軽減させる

EP①：プラークコントロールの意義について説明する
EP②：適切なブラッシング法について説明する
TP　：機械的口腔清掃の実施
OP　：来院時にブラッシング法を確認し，プラークスコアを再評価する

図Ⅱ-3-6　歯科衛生ケアプランにおける「目標」「歯科衛生介入」と歯科衛生診断との関係
歯科衛生診断の「問題・状態」（ニーズ）に対して「目標」を設定し，「病因・原因」に対して「歯科衛生介入」を設定する．「歯科衛生介入」を実施することにより，「目標」の達成を目指す．

> **考え方の要点**
> 「歯科衛生ケア（Dental Hygiene Care）」は，「歯科衛生士が行うすべての予防的，治療的業務，口腔疾患の予防に関する科学と実践」[5]と定義されます．歯科衛生士が行う指導や処置も含めた用語です．「歯科衛生介入」は，歯科衛生ケアプロセスの中の計画立案における「歯科衛生ケアプラン」を構成する要素です．両者は，同意語として使われることもありますが，歯科衛生ケアはより幅広い内容を含む概念として理解して下さい．

❸「期待される結果」

　歯科衛生診断によって明らかになった問題・状態が，歯科衛生介入によって改善あるいは除去されたときの対象者の状態をあらわします．「期待される結果」を考えるうえでは，今後の状態の見立てをする，つまり「予後」を判定することが求められますし，そのためにもさまざまな知識のもと臨床経験を積んでいくことが重要です．「期待される結果」を明確にすることにより，対象者と歯科衛生士間，また，さまざまな職種間で目指すものを共有することができます．

　「期待される結果」は，**「主語」「行動」「状況・基準」「時間設定」**で構成されます（表Ⅱ-3-3）．「期待される結果」の主語は対象者です．そして，対象者のもつ問題が解決された状態を記述します．時に期待される結果は短期目標となる場合もありますが，歯科衛生士が介入を行ったらどのように変化するかを予測することが大事です．専門職である以上，他の職種から「なぜそのケアを行うのか？」と問われたときに，その根拠と，ケアを行った後に期待されることを明確に答えられなければなりません．

表Ⅱ-3-3 「期待される結果」の記述内容

主語	行動	状況	基準	時間設定（タイムリミット）
対象者	行うこと	どのような状況で行うか	どの程度行うのか	いつまでに行うのかいつ評価するのか
例文「目標」スクラビング法によるブラッシングの確立				
ジェームズさん	ブラッシングを行う	手鏡でみながらスクラビング法で毎食後		まず1週間継続して

> **考え方の要点**
>
> **期待される結果はどのように書けばいいの？**
> 「期待される結果」は，ある歯科衛生診断を解決するために歯科衛生介入を行った結果，「患者さんがこんな状態になればいいな」というものを具体的に書いたものです．歯科衛生診断ごとに，期待される結果を設定します．
> 　期待される結果は，時間設定が必要です．大まかには，短期で得られる結果か，長期で得られる結果なのかを見極めていきます．
> 　また，期待される結果は，歯科衛生介入を実施した後，その達成度を評価するためにも用いられます．よって評価が可能となるように，具体的に表現することが必要です．

次の例をもとにそれぞれを考えてみましょう．

7歳，女児．初診時の**アセスメント**を示します．

Sデータ・Oデータ	解釈・分析	問題と原因
S：むし歯がないかどうか診てほしい（母親） 　一日2回自分で歯磨きをしているが，奥歯の溝の汚れがとれない（本人） O：下顎両側6番CO 　PCRスコア85％，歯頸部にプラークの層あり	自分で歯磨きしている →習慣はある PCR，歯頸部のプラークが磨き残しがある． 下顎両側6番CO プラーク付着によって脱灰している	●プラークコントロールができていないこと（原因）から脱灰（問題）が起こっている． ●深い小窩裂溝（原因）によってプラークが定着し，カリエスのリスク（問題）が高まる可能性がある

アセスメント後，歯科衛生士は下記のような**歯科衛生診断**を考えました．

歯科衛生診断文
1. 不十分なプラークコントロール　に関連した　臼歯頬側歯質の脱灰
2. 深い小窩裂溝の存在　　　　　　に関連した　カリエスのリスク

まず**目標**を設定します．

歯科衛生診断文1に表現された「問題・状態」は【歯質の脱灰】
▼
目標1
歯質の脱灰の進行を防ぐ

歯科衛生診断文2に表現された「問題・状態」は【カリエスリスク】
▼
目標2
大臼歯の小窩裂溝のカリエスリスクを軽減する

次に**歯科衛生介入**を設定し，「期待される結果」を考えてみましょう

歯科衛生診断文1に表現された「病因・原因」は【不十分なプラークコントロール】
歯科衛生診断文2に表現された「病因・原因」は【深い小窩裂溝の存在】

【不十分なプラークコントロール】に対する歯科衛生介入	≫	期待される結果
EP① プラークの為害性，とくに幼若永久歯への影響について本人，および保護者に説明する	≫	(1) 本人が (主語)，プラークの為害性，プラークコントロールの意義について (状況・基準) 説明できる (行動)（次回来院時まで (時間設定)）
EP② 正しいプラークコントロール方法を本人，および保護者に指導する	≫	(2) 本人は (主語)，朝，晩，食後に (状況) ブラッシングを行う (行動)．保護者は (主語) 毎晩，就寝前に (状況) 後磨きを行い (行動)，次回来院時の染め出しで，第1大臼歯にプラーク付着が認められない (基準)（2週間）(時間設定)
EP③ フッ化物含有歯磨剤の使用について指導する，TP フッ化物の局所応用を行う	≫	(3) 対象者の後磨き時は (主語)，フッ化ナトリウム含有の歯磨剤 (状況) を使用する (行動)（毎晩，2週間）(時間設定)
OP 脱灰部分の再評価を行い（1カ月後），歯科医師と協議する	≫	脱灰が (主語) 進行 (状況) していない（1カ月間）(時間設定)

【深い小窩裂溝の存在】に対する歯科衛生介入	≫	期待される結果
EP① 大臼歯の咬合面の解剖学的特徴とプラークの関係について説明する EP② 処置後の管理と，定期検診の重要性について説明する	≫	(1) 大臼歯咬合面の特徴とカリエスについて基本的事項を (基準) 説明できる (行動)（次回来院時まで）(時間設定) 本人は (主語) 定期検診 (状況) を受ける (動詞)（3カ月）(時間設定)
TP シーラントについて説明し，保護者の希望を確認後，応用する	≫	(2) シーラント部位に (状況) 適切なブラッシングが (基準) 行える (行動)（1カ月間）(時間設定)
OP 診断1のOPに加えてシーラントの状況の確認，セルフケアの状況確認		

　歯科衛生ケアプランに基づいて，来院日ごとに行う内容をリストアップしたアポイントメントプランを作成します（p.46 **図Ⅱ-3-5**）．

　表Ⅱ-3-4 に歯科衛生ケアプランをまとめた例を，

　表Ⅱ-3-5 にそれに基づくアポイントメントプランの例を示します．

表Ⅱ-3-4 歯科衛生ケアプランの例（まとめ）

歯科治療を含む全体的な治療計画と協調する歯科衛生ケアプランを立案します．

歯科衛生診断文	計画・立案 目標	歯科衛生介入	期待される結果
1. 不十分なプラークコントロールに関連した臼歯頬側歯質の脱灰	歯質の脱灰の進行を防ぐ	(1) プラークの為害性，とくに幼若永久歯への影響について本人，保護者に説明する (2) 正しいプラークコントロール方法を本人，および保護者に指導する (3) フッ化物含有歯磨剤の使用について指導し，フッ化物の局所応用を行う (4) 脱灰部分の再評価を行い（1カ月後），歯科医師と協議する	(1) プラークの為害性，プラークコントロールの意義について説明できる（次回来院時まで） (2) 本人は，朝，晩，食後にブラッシングを行い，保護者は毎晩，就寝前に後磨きを行い，来院時の染め出しで，第1大臼歯にプラーク付着が認められない（2週間） (3) 後磨き時に，フッ化ナトリウム含有の歯磨剤を使用する（毎晩，2週間）
2. 深い小窩裂溝の存在に関連したカリエスのリスク	大臼歯の小窩裂溝のカリエスリスクを軽減する	(1) 大臼歯の咬合面の解剖学的特徴とプラークの関係について説明する (2) シーラントについて説明し，保護者の希望を確認後，応用する (3) 処置後の管理と，定期検診の重要性について説明する	(1) 大臼歯咬合面の特徴とカリエスについて基本的事項を説明できる（次回来院時まで） (2) シーラント部位に適切なブラッシングが行える（1カ月間）

考え方の要点

EP　TP　OP

計画立案において，観察計画：OP，指導（教育）計画：EP，処置計画：TPにわける考え方は「看護過程」のなかで行われています．処置や指導にとどまらず，観察する項目を明確にすることで，担当者が替わってもケアプランを継続的に実施することを目的としています．またチームアプローチのなかにおいて，他職種と同様の観点で計画を示すことで，歯科衛生士がどの視点で対象者と関わっているのか，他の職種と共通の認識をもちやすくなります．

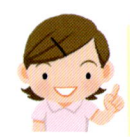

Key Point アポイントメントプランは，歯科衛生ケアプランに基づいて作成する「To do リスト」のようなものです．歯科医師と協議を行い，実際の来院ごとに行う内容を考えます

表Ⅱ-3-5 アポイントメントプランの例

第1回目（60分）
(1) シェーマを用いて，プラーク中の細菌，その為害性について説明する
(2) 大臼歯の脱灰部分を保護者，本人にみてもらい，その意味について説明する
(3) 大臼歯の小窩裂溝のプラーク沈着状態を保護者，本人にみてもらい，その意味について説明する
(4) プラークスコアの評価を行う
(5) 現在のホームケアの状況について確認し，評価する
(6) 本人，保護者に歯科衛生ケアプランについて説明し，話し合う
(7) ケアプランに基づき，適切なブラッシング方法を本人に指導し，保護者には後磨きの重要性と，具体的方法を提示する
(8) 術者磨きを行い，残存しているプラークを除去する
(9) フッ化物含有歯磨剤の使用について説明する

第2回目（2週間後，40分）
(1) 保護者，本人にホームケアの状況について確認する
(2) プラークコントロールに関する知識の理解度について確認する
(3) プラークスコア，脱灰部分の再評価を行う
(4) 残存しているプラークを除去する
(5) シーラントについて再度説明し，同意を得て，処置を行う
(6) フッ化物の応用を行う
(7) カリエスリスクの検査法について説明する
(8) 次回までのホームケアについて確認する
(9) 1カ月後にリコール（再評価の結果により異なる）

考え方の要点

歯科衛生ケアプランの科学性

歯科衛生診断から計画立案にかけての流れのなかで，歯科衛生診断文と歯科衛生ケアプランの関係はとても大切です．図Ⅱ-3-6（p47）について，詳しくみていきましょう．「プラークコントロールの知識不足に関連した歯肉の炎症」という診断文をもとに，次のようなステップでケアプランを立案します．

1. 問題は何か？　　　→この場合，「歯肉の炎症」です．
2. ケアプランの目標は？→<u>目標は問題に対して設定</u>しますので，「歯肉の炎症の改善」となります．
3. 歯科衛生介入は？　　→介入は，病因に対して設定します．問題解決のためには，「知識不足」への対応が必要です．プラークについて，ブラッシングその他のプラークコントロールについて，患者の基礎知識を確認し，必要な説明・指導を行います．炎症の程度によっては歯科医師に確認し，炎症そのものに対するアプローチ（たとえば歯肉縁上・縁下プラークの除去や歯周ポケットのイリゲーションなど）が優先されます．

問題に対し目標を，原因に対し介入を考えていくところに，計画立案における科学性があります．

アセスメント ◇ 歯科衛生診断 ◇ **計画立案** ◇ 実施 ◇ 評価

Column 歯科衛生ヒューマンニーズ概念モデルの応用

歯科衛生ヒューマンニーズ概念モデルを応用した計画立案についてみてみましょう.

「歯科衛生ヒューマンニーズアセスメント用紙」を使用し，症状・徴候で，「1. 顔や口腔に関する全体的なイメージ」の「口臭」にチェックがある例です.

「7. 口腔の健康に関する責任」の「不適切な口腔の保健行動」や「プラーク・歯石の存在」にチェックが入っているので，これらが口臭の一因であることが推察され，セルフケアの知識や姿勢に問題があると思われます.

```
1. 顔や口腔に関する全体的なイメージ
 次の項目のイメージに関して不満をもっている
 □ 歯       □ 歯肉
 □ 顔貌    ☑ 口臭
 □ その他 _____

7. 口腔の健康に関する責任
 ☑ 不適切な口腔の保健行動
 ☑ プラーク, 歯石の存在
 □ 口腔衛生に関する不十分な保護者の監督
 □ 過去2年間, 歯科を受診していない
 □ その他
```

プラーク，歯石の問題を解決するには，スケーリング，PTCなどのプロフェッショナルケアに加えて，ブラッシング指導や定期健診の必要性に関する指導が介入内容となります.

セルフケアの改善やプロフェッショナルケアをとおしてプラーク・歯石の問題が解決すると，口臭の問題も解決する可能性があります. つまり，原因を整理することにより，類似の歯科衛生診断をまとめていくことができます.

> 口臭の原因は，「プラーク・歯石」のほかに，「舌苔」「口腔乾燥」「口呼吸」などが考えられます. 原因が口呼吸の場合, 介入は, 機能的なケアが中心となりますね.

> 歯科衛生ヒューマンニーズ概念モデルは，歯科衛生ケアプロセスで必ず使う，というわけではありません. でも使用すると，歯科衛生の視点を取り入れた多角的なアセスメントが可能となったり，歯科衛生診断の際に，問題を絞っていくことの助けになったりしますよ.

しかし，原因が異なれば介入内容が異なるため，歯科衛生診断はそれぞれ考える必要があります.

（原因）	（歯科衛生介入）
プラーク, 歯石	スケーリング, ブラッシング指導, PTC etc
舌苔	舌清掃指導, 洗口剤使用
口腔乾燥	含嗽, 唾液腺マッサージ
口呼吸	口腔周囲筋のトレーニング, MFT etc

Ⅱ編 歯科衛生ケアプロセスを臨床に活かしてみよう

演習問題 歯科衛生診断「食片圧入に関連した違和感」（p 39 症例）に対する歯科衛生ケアプランを考えてみましょう

●目標

●歯科衛生介入

●期待される結果

解答解説

●目標
違和感がなくなる，または，違和感が軽減される

●歯科衛生介入
EP： 口腔清掃，とくに補助用具を使用した歯間部の清掃方法について指導
TP： 歯肉縁下のプラーク除去
　　　歯科医師と協議し，必要に応じて補綴処置を行う
OP： 歯肉の炎症の状態
　　　補綴物に対する心理的な変化

●期待される結果
対象者が歯間ブラシを使用して，1日2回歯間部を清掃する（2週間）
上顎 2+2 の GI が 0（1カ月）
対象者の違和感が軽減する（1カ月）

期待される結果は，介入したらどのように患者さんが変化するのか想像することなのね！

文献

1) Williams K-B et al.：Oral health-related quality of life：A model for dental hygiene, J Dent Hyg, 72：19-26, 1998.
2) Keselyak NT, Gadbury-Amyot CC：Application of an oral health-related quality of life model to the dental hygiene curriculum. J Dent Educ , 65：253-261, 2001.
3) Saito A, et al：Effect of initial periodontal therapy on oral health-related quality of life in patients with periodontitis in Japan. J Periodontol. 81：1001-1009, 2010.
4) Calley KH et al.：A proposed client self-care commitment model. J Dent Hyg, 74：24-35, 2000.
5) Wilkins EM：Clinical practice of the dental hygienist. 9th ed. Lippincott Williams & Wilkins, Philadelphia, 2004.

考え方の要点

個別性のある計画はどうやって立てる？

計画立案においてよくみられるのは，歯科衛生ケアが標準的であり，個別性がないことです．原因の1つとしては，患者さんのSデータ（主観的情報）にとらわれすぎて，その確認が不十分なことがあげられます．「歯ぐきが腫れている」という患者さんの訴えから，すぐに歯肉に炎症があると決めつけてしまう場合があります．実際に患者さんの歯肉をよく観察し，触診を行い，歯周組織検査で確認をして状況をよく把握します．つまりSデータをOデータで確認し，分析・解釈をていねいに行う作業が重要となります．

アセスメントが詳細になれば，適切な歯科衛生診断につながり，計画に個別性が出てきます．

4 実施

　歯科衛生ケアプランに基づき，歯科衛生介入を行います．ここではそのための準備と実施の考え方，方法について述べ，後半では業務記録について解説します．

1 実施とは

　実施の段階では，歯科衛生ケアプランの「目標」と「期待される結果」を達成するために「歯科衛生介入」を行います．

❶ 実施の前に

　計画立案に，対象者との共通理解が重要であることは述べましたが，実施前に再度対象者と実施内容を確認することが必要です．計画立案時に，歯科衛生ケアプランについて説明していたとしても，実施時にあらためて治療の流れや回数について説明し，同意を得ることが必要です．
　実施する歯科衛生介入について説明する場合，実施後に予想されること，たとえばスケーリング・ルートプレーニング後の知覚過敏などについて，あらかじめ説明しておくことは大切です．実施前に十分なコミュニケーションをとることによって不安を取り除き，信頼関係が築かれ歯科衛生ケアが成功する確率を高めます．

❷ 優先順位

　歯科衛生ケアプランに記述された優先順位を考慮して歯科衛生介入を実施しますが，全体的な治療計画との協調が必要です．歯科医院では歯科医師へ，病院，施設，在宅などの場では，主治医や他職種に確認し，全体的な治療計画，ケアプランとの協調に配慮します．

❸ 実施の流れ

　実施日の流れは，次のステップを参考にしましょう（図Ⅱ-4-1）．

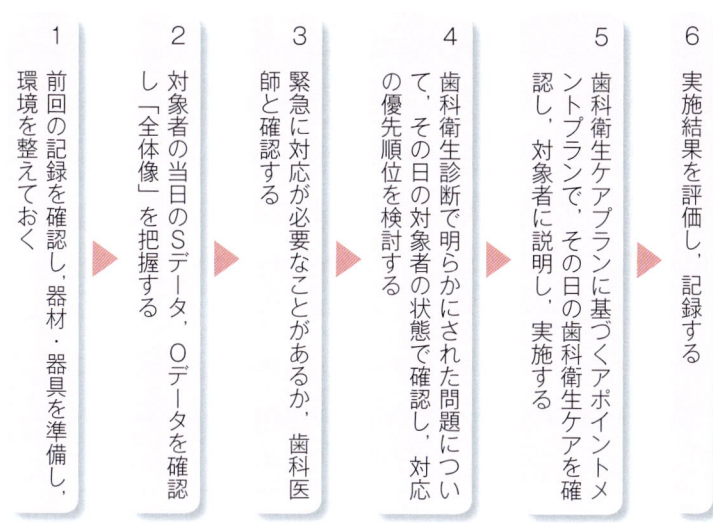

図Ⅱ-4-1 実施日の流れ

1. 前回の記録を確認し、器材・器具を準備し、環境を整えておく
2. 対象者の当日のSデータ、Oデータを確認し「全体像」を把握する
3. 緊急に対応が必要なことがあるか、歯科医師と確認する
4. 歯科衛生診断で明らかにされた問題について、その日の対象者の状態で確認し、対応の優先順位を検討する
5. 歯科衛生ケアプランに基づくアポイントメントプランで、その日の歯科衛生ケアを確認し、対象者に説明し、実施する
6. 実施結果を評価し、記録する

2 実施の記録

歯科衛生ケアを実施したら、その内容、実施後の評価、その後の対応などについて業務記録に記載します.

❶ 業務記録とは

業務記録は，業務を実施したことの証明になるものです．医療チームメンバー間で実施や説明した内容を共有する資料にもなります．業務記録は記載者だけでなく他者が見ても内容が理解できるよう記録することが重要です．

❷ 業務記録の形式

業務記録には，経過記録やフォーカス記録などさまざまな形式があります．一定の形に限局せず組み合わせて記録することもありますが，ここでは問題志向型診療記録（POMR方式）について説明します．POMRでは，SOAP形式，（S：主観的情報 O：客観的情報 A：分析・判断 P：計画）またはSOAPIE形式（SOAP形式にI：介入 E：評価を加える）で記録します．

1）SOAPIE形式の業務記録の書き方

S：主観的情報（Sデータ）
- その日に対象者（またはその家族）から得られた情報
- 対象者の問題に関する考え方や経験，話された内容など
- 可能であれば対象者の言葉を引用するまたはそれを要約する

O：客観的情報（Oデータ）
- 医療者が観察した対象者の状態や行動，測定した情報
（バイタルサイン，プロービング値，エックス線写真からの所見など）

表Ⅱ-4-1　SOAPIE形式の業務記録例

2014.3.14　Kr. ○田　○絵	担当DH. 安住　○子
指導時間　11：02〜11：31	担当Dr　吉川　○人

S—歯磨きの時，出血が少なくなった．歯石を取ると聞いたが痛みはないか，治療にあと何回必要か，の質問あり．
O— BOP 20％の部位で（＋），歯頸部の腫脹やや軽減
A—ブラッシングの効果から歯肉の炎症は軽減したが，まだBOPは残存する．スクラビング法のポイントについて再指導が必要
P—ブラッシング状況の確認（歯ブラシの動かし方，プラークの為害性について確認）
　　歯石除去について説明．上顎 7+7 の実施
I—ブラッシング指導
　　歯石除去上顎 3+3
　　歯科衛生ケアプランについて再度説明．歯科医師に確認して，今後の治療費についても，詳細を説明．
E—歯石除去中全身に力が入っていたため，部位を1ブロックに変更．今後の治療について説明．次回，前歯舌側の磨き方について再確認が必要

A：アセスメント
（歯科衛生ケアプロセスの「アセスメント」の段階とは異なります）
・Sデータ，Oデータの解釈・分析
・歯科衛生診断を記載することもある
・その日に得られた対象者の状態や改善の程度についても記載する

P：計画
・問題を解決するための歯科衛生介入を記載する
・歯科衛生ケアプランにおける内容の追加，変更，継続について記載する

I：実施
・実際に行われた内容

E：評価
・介入の結果と計画の成果について

SOAPIE形式の業務記録の記載例を**表Ⅱ-4-1**に示します．

2）業務記録と歯科衛生ケアプロセス

教育現場では，学生が業務記録と歯科衛生ケアプロセス用紙での展開の違いについて混乱する例も見受けられます．学生に説明するときには，歯科衛生ケアプロセスは，山を登るための「地図」のような役割と話します．地図は目的地まで移動できるための道を示してくれます．歯科衛生ケアプロセスという地図には，なぜその場所に行かなければならないか（行わなければならないか）の理由も書かれていて，目標を達成するための方法が記載されています．もし方向を見失いそうになったら，その地図に戻り，自分の方向性を確認すればよいのです．

一方，業務記録は日々の行動の内容を記録しておくもの，登山であれば山行記録（日記）のようなものです（**図Ⅱ-4-2**）．もし，道に迷ってしまったとき，日記を見直すことで，何が問題だったのかを，振り返って考えることができます．

ただし，POMRを用いた業務記録も，歯科衛生ケアプロセスの考え方も，問題解決過程であることには変わりありません．

臨床で初めて歯科衛生ケアプロセスを導入しようと思ったとき，最初から大きな地図を描こうとすると，なかなか思うように

いきません．まずは業務記録を SOAPIE で書くことから始めてみましょう．毎日の記録の積み重ねることにより，大きな地図を描くことができるようになるはずです．

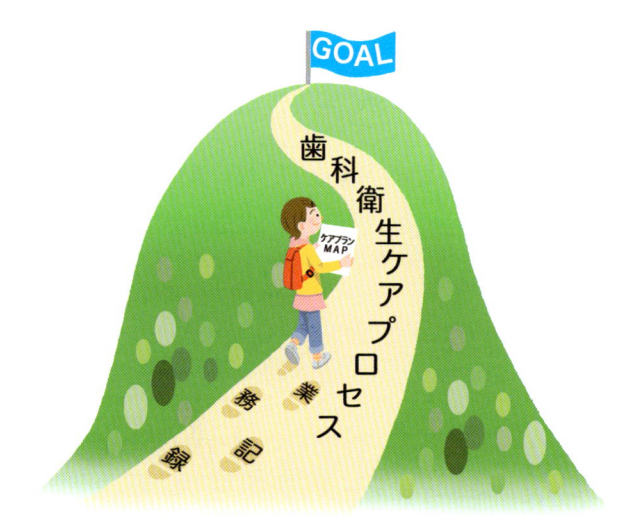

図Ⅱ-4-2 業務記録は，登山なら山行記録（日記）のようなもの

Column スモールステップ（Small step）

　目標を達成するには，そこに至る過程をできるだけ小さいステップに分けて，一つひとつを無理なくこなす，スモールステップの考え方が有効です．

　たとえば，口腔衛生指導の際に，一度に完全な清掃方法を指導するのではなく，まずは対象者の取り組みやすい内容に絞ります．そして段階的に清掃部位を拡大し，対象者のモチベーションを確認しながら，デンタルフロスや歯間ブラシなどの補助用具の使い方を徐々に取り入れていきます．

　ステップごとに前向きな言葉で支援し，対象者に達成感をもってもらうことが大切です．

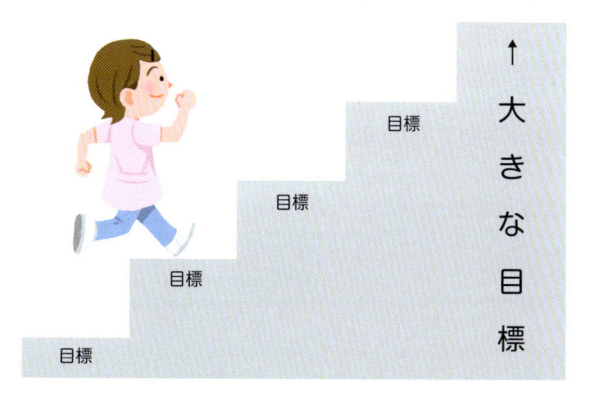

5 評価

　歯科衛生ケアの実施後には，評価を行います．ここでは評価の考え方や方法について述べます．

1 評価とは

　歯科衛生士が実施した歯科衛生介入によって目標が達成されたか否かを判定することです．

❶ 評価の目的

　評価は対象者の達成度を判断することであり，計画した歯科衛生ケアプランが有効であるかどうか，確認することです．
　評価は実施の時にも行われ，介入の進行具合を観察していきます．評価を行うことによりケアの内容を見直すことができます．
　評価を行わないと，過剰，不十分あるいは不適切な介入が行われることにもなりかねません．ケアの実施後には必ず評価を行うことが重要です．

❷ 評価の基準

　評価が効果的であるためには，適切な基準に照らし合わせて正しい方法で行う必要があります．基準には信頼性がなければなりません．信頼性とは，毎回，同じ条件下でその指標を使用して同じ結果が出るということです．また，指標について，共通の認識を持っていることが必要です．たとえば歯肉炎症指数が2であると示されたとき，それがどのような状態であるか，その指標を使用する誰もが想像できなければなりません．バイタルサインやプロービング値など，健康状態の基準について共通理解を持っていることが必要です（図Ⅱ-5-1）．

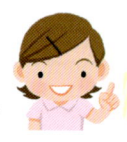

> **Key Point**　歯科衛生ケアに対する評価は，歯科衛生士の責任です．

> プロービング値が臼歯部で6mmのところがあります．BOPもみられ，PCRスコアは40％台ですので，もう少しセルフケアの指導が必要です．

> わかりました．それでは，もう少し歯周基本治療を進めていきましょう．

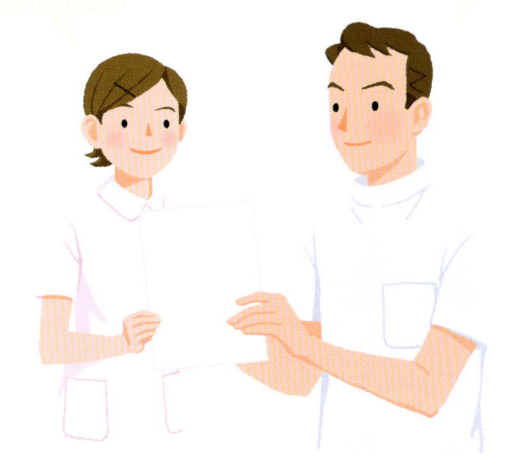

図Ⅱ-5-1　評価は信頼性のある指標を使用し，共通理解をもって進めることが大事

2　評価の方法

❶ 評価の具体的ポイント

評価は，**①直接観察②カルテ，歯科衛生ケアプラン，業務記録の分析③対象者への問診** などによって対象者の「全体的な所見と機能」「特定の症状」「知識」「技術」「態度」について情報を収集して行います．評価は実施後だけでなく，アセスメント，歯科衛生診断，計画立案などのステップでも行います．

1）全体的な所見と機能

対象者の全体的所見および口腔の機能を評価します．たとえば外見所見には顔貌，歯の着色，笑ったときの歯や歯肉の見え方などが含まれます．機能は，咬合の状態，歯の動揺度，摂食嚥下機能などが含まれます．前述①②③すべての方法が適用できます．

2）特定の症状の改善度

実在または潜在的な問題のすべての徴候・症状が，どの程度改善されたかについて評価します．プロービング時の値・出血，排膿，疼痛などの症状の発生と頻度，期間について確認します．①②③すべての方法で行うことが可能ですが，直接観察と問診が最も効果的です．

> **Key Point**　評価は歯科衛生ケアプロセスの最後に位置していますが，最後のステップと考えてはなりません．歯科衛生ケアプロセスのすべての段階で評価を行うことが重要です．

3）対象者の知識の変化

対象者がどの程度病気に対する症状や病因に関して知識を持ったか，また予防法や予防しないことによって生じた結果などは「期待される結果」の達成に影響してきます．以前に指導した内容をどの程度覚えているか，理解度などすべてを評価します．評価方法としてふさわしいのは③対象者への問診となります．

4）対象者の技術

目標達成に必要な指導内容に従って，対象者自身が実際にそれを行う能力です．ブラッシング時の歯ブラシの操作や補助用具の使い方などが含まれます．直接観察して評価します．

5）対象者の態度

ライフスタイルに新しい行動をとりいれるには，技術や知識も必要ですが，それだけでは成功しません．態度が大きく影響します．評価方法には問診と直接観察があります．

3 「目標」「期待される結果」の達成度の評価

❶ どこまで達成されたのかを判断する

計画立案で立案した「期待される結果」について実際の結果と比較し，「目標」が達成されたかどうか，判断します．「期待される結果」の達成度を評価することで，歯科衛生士はケアプランで行ってきた介入を続行するか，変更するか，あるいは終了するか，判断することができます．

「目標」「期待される結果」の評価は次のような達成度にわけて判定します（**表Ⅱ-5-1**，**図Ⅱ-5-2**）．

1）全面的達成

「期待される結果」と実際の結果が一致し，「目標」が達成されたときの評価です．これは3つの内容に分けられます．

(1) 問題解決

問題が解決された場合，これ以上の歯科衛生ケアは通常必要とはなりません．「目標」「期待される結果」に100％到達したと考えます．対象者は指導に協力して実践し，ケアは適切で効果的であったと思われます．

(2) 潜在的な問題は防げたが，リスク因子は残存

たとえば「ブリッジ周囲のプラーク除去

表Ⅱ-5-1 歯科衛生ケアプランの「目標」「期待される結果」の評価

1）全面的達成
2）部分的達成
3）未達成

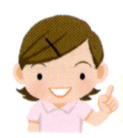

Key Point 対象者のどんな小さな成果も見落とさず，それを認め評価する姿勢が大切

達成度	状態	対応
全面的達成 期待される結果 ＝実際の結果となる	問題解決	ケアプラン終了
	リスク因子残存	ケアプラン継続 or 変更
	問題残存	
部分的達成	問題改善	ケアプラン要修正
未達成	問題残存	ケアプラン変更

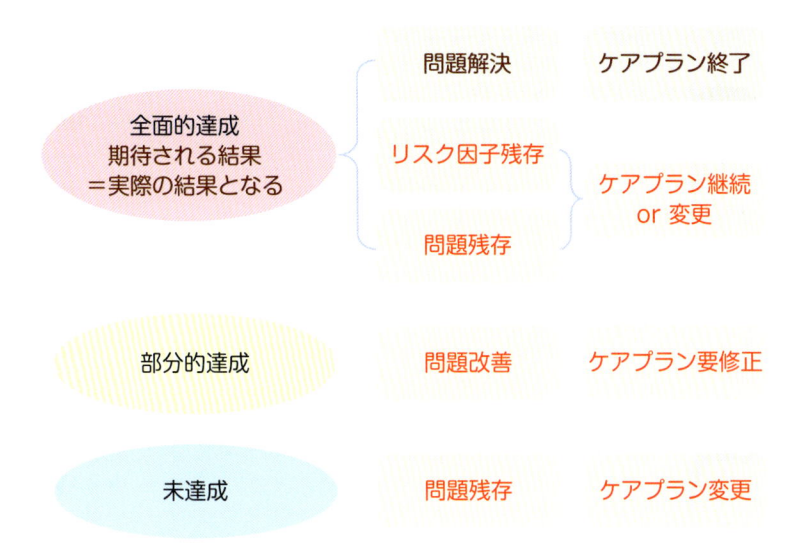

図Ⅱ-5-2　達成度の内容

不足に関連した支台歯のう蝕のリスク」について考えてみましょう．

歯科衛生介入
- ブラッシング指導
    空隙に適した歯間ブラシの指導
    デンタルフロスの使い方指導
- 期待される結果
    デンタルフロス，歯間ブラシを使用して1日1回ブラッシングを行う（2週間）
    ブリッジ周囲のプラークがなくなる（2週間）

その後の再評価で対象者は習慣を取り入れ，ブリッジ周囲のプラークが除去されたことは確認できました．しかしポンティック底部にはプラークの残存が引き続き認められ，支台歯のカリエスのリスクがまだ存在していたとします．補綴物の再製が一つの解決法となりますが，対象者がそれを望まなかった場合，別の介入内容を考える必要があります．評価のためのリコール間隔を短くし，その部位にスーパーフロスを使用したりフッ化物の応用を行うということが考えられます．

(3) 問題がまだ存在

歯ブラシによる歯頸部の摩耗について考えてみます．対象者が軟毛の歯ブラシを使用し，適切なストロークでブラッシングを行うという「期待される結果」は達成されたかもしれませんが摩耗は解決されていないとします．この状態はさらなる症状が生じなければ経過観察でよいでしょうし，歯科医師の治療が必要となるかもしれません．

> **Key Point**　「期待される結果」の評価は，「問題・状態」についての「症状・徴候」の変化をみます

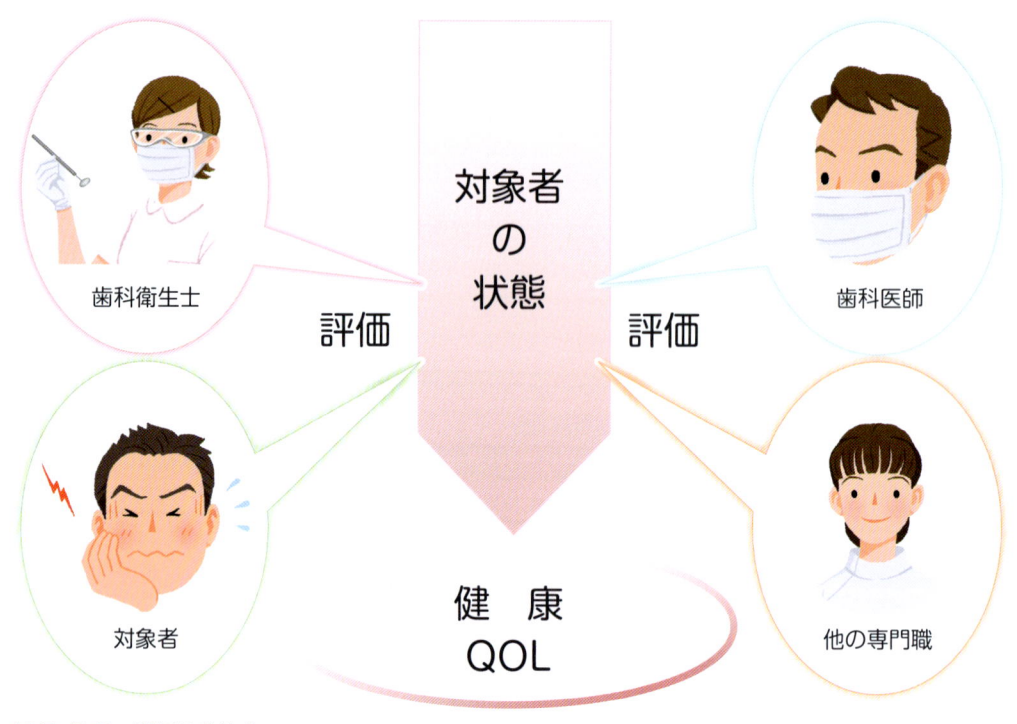

図Ⅱ-5-3　評価の考え方
チームアプローチにおいて評価する

2）部分的達成

問題は改善されましたが，ケアプランは修正が必要です．たとえば「多量のプラーク沈着に関連した歯肉の炎症」の場合，「目標」を歯肉の炎症の消失とし，「期待される結果」の一つに「スクラビング法によりプラークスコアを 2 週間で 50 ％にする」としました．対象者の努力により，プラークの厚みが減少し，プラークスコアは 40 ％台になりましたが，舌側部や歯頸部には相当量のプラークが残存しているとします．ケアプランの変更の可能性としては補助用具を使用したり，歯ブラシの形態を変更するアプローチが考えられます．あるいは，診断そのものを変更する必要があるかもしれません．

3）未達成

問題がまだ存在し，ケアプランの変更が必要となります．「期待される結果」に達なしなかったということは，正しく病因が明らかにされていなかったり，対象者がプランに対して十分に納得していなかったことを意味しているかもしれません．

たとえば，歯周炎をもつ患者のケースで，徹底的なデブライドメントを行いましたが，炎症の状態に大きな改善が認められなかったとします．次の介入としては，歯科または全身のより詳細な検査であったり，抗菌療法の可能性を検討するための歯肉縁下プラークサンプルを用いた細菌検査の実施などが考えられます．また対象者の保健行動についてもよく評価し，行動変容につ

ながる指導について，見直してみる必要があるかもしれません．

問題がまだ存在している場合，ケアプランに基づき，適切な介入を続行します．

「目標」「期待される結果」の達成度に応じて，歯科衛生ケアプロセスの各段階の見直しが必要となります．

❷ 評価において重要なこと

評価で重要となるのは，歯科衛生士だけが行うものではないということです．チームアプローチにおいて歯科医師や他の専門職と評価を行っていきます（**図Ⅱ-5-3**）．そのためにも，歯科衛生診断から計画立案までの段階で，対象者の問題，目標が共有され，評価の基準についても共通認識を持っていることが必要です．

その他重要なことは，事実に基づき対象者の努力を正当に評価し，プラス思考の言葉を投げるようなフィードバックの実施です．対象者のモチベーションを向上させ，保健行動を強化することにつながります．

❸ 質の保証の意味を考える

これからは，科学的根拠に基づいたケアを行い，その質の保証をすることが歯科衛生士には必要となります．

歯科衛生ケアは対象者の健康状態の改善のために実施され，その評価は質の保証につながり，歯科衛生士の役割を社会に示すことになります．今後は歯科衛生ケアの質の保証システムの在り方について，考えていく必要もあります．

6 展開例

では，歯科衛生ケアプロセスの流れに沿って，実際の症例で展開してみましょう．

> **概要**
>
> Y.I. さん，35 歳　男性．口臭が気になるとのことで来院しました．

❶ アセスメント

まず問診票の記入内容を患者さんと確認していきます．今回使用した問診票にはセルフケアの質問紙（p.27 参照）が含まれています．

問　診　表

記入日　平成●年７月５日
担当者名

氏名	Y.I.	㊚・女	生年月日	M・T ⓈH ●年 9月 ●日	年齢 35歳
住所	東京都○○区		電話 02●（333）55●	職業	

＊治療にあたり必要となりますので，次の質問にお答え下さい．
　該当するものを○で囲み，（　）内には正確にご記入ください．
＊斜字は問診時に口頭で聞き取った内容

【受診について】
1. 困っていること（受診の目的）
　　a. 歯が痛い　　　　　　b. 歯がしみる　　　　c. 歯ぐきがはれた
　　⓪ 歯ぐきから血が出る　e. 歯が動く・浮いたような感じ
　　f. 歯に物がはさまる　　g. 歯並びが気になる
　　h. 美的によくない　　　i. あごが痛い
　　j. つめたもの，かぶせたものがはずれた
　　⓴ 口のにおいが気になる
　　l. その他（　　　　　　　　　　　　　　　　　　　　　　　　　）

着目点 ❶　口臭が気になるけど歯肉からの出血も気になるんだ

m. 検診希望　　＊*他人からの指摘もあった*
2. 症状は，いつからですか
　　　（　　1年　　　　）くらい前から
　　特にどこが気になっていますか
　　　（　　　　　　　　　　　　　　　　　）

着目点❷　一年前から気になっていたのに受診しなかったのはなぜだろう

3. 備考（　　　　　　　　　　　　　　）
＊*歯科治療は高額のため，受診を避けていた．今日も治療費が高くなるのではないかと心配している*

【あなたの健康状態について】
1. 現在，医師にかかっていますか．　　　はい　・　(いいえ)
　　病名（　　　　　　　　　　）病院名（　　　　　　　　　　　　　　）
　　服用している薬（　　　　　　　　　　　　　　　　　　　　　　　）

2. 次の病気にかかったことがありますか．　はい　・　(いいえ)
　　a. 高血圧　b. リウマチ　c. 糖尿病　d. 心臓病　e. 腎臓病　f. 肝臓病　g. 喘息　h. 白血病
　　i. その他（　　　　　　　　　　　　　　　　　　　　　　　　　　）

3. 手術や輸血の経験について
　　①これまでに手術受けたことがありますか．　　はい　・　(いいえ)
　　　・いつ頃（　　　　　　　）年前　　病名（　　　　　　　　　　　）
　　②これまでに輸血を受けたことがありますか．　はい　・　(いいえ)

4. これまで薬を服用したとき，何か異常はありましたか．
　　a. 気分が悪くなった　b. からだがかゆくなった　c. 発疹が出た　d. 気を失った
　　(e.) 特にない

5. あなたの体質，状態について
　　a. 皮膚・粘膜が弱い　　b. じんましんが出やすい　　　　c. 心配性である
　　d. アレルギー体質といわれたことがある　e. 血がとまりにくい　f. ストレスがたまりやすい
　　g. 疲れやすい　　　　　(h.) 特別なことはない

6. 現在，妊娠をしていますか．
　　はい（　　　　　）カ月　・　(いいえ)

着目点❸　全身的な既往歴はないし健康な方だな

7. たばこについて
　　①現在喫煙をしていますか．
　　はい　・　(いいえ)
　　「はい」の方
　　・いつ頃から喫煙をはじめましたか．
　　　　（　　　　　　　）くらい前から
　　・1日の喫煙本数　（　　　　　）本くらい
　　・禁煙を考えますか．
　　　　　　はい　・　いいえ（理由　　　　　　　　　　　）
　　「いいえ」の方
　　・喫煙の経験はありますか．
　　　　　　はい（時期　　　　　　）・(いいえ)
　　②ご家族に喫煙されている方はいらっしゃいますか．
　　　　　(はい) ・　いいえ

【歯科治療について】
1. 最後に歯科医院へ行ったのは （　　4　年　　　カ月）くらい前
　　その際は，どのような治療を受けましたか．
　　　a. むし歯の治療　　　b. 歯周病の治療
　　　c. 抜歯　　　　　　　d. 矯正
　　　ⓔ. その他（　*むし歯はないと言われた．TBI（奥歯の磨き方）
　　　　　　　　　を受けた．）

着目点 ❹ 最後に受診したのは4年前かあ，そのときはう蝕はなかったのかな

2. 過去の歯科治療で何か異常がありましたか．
　　　はい　・　⟨いいえ⟩
　　　a. 歯を抜いたら血が止まらなかった
　　　b. 治療中，気分が悪くなり治療が中断された
　　　c. その他（　　　　　　　　　　　　　　　　　　　　　　）

【歯磨きについて】
1. 1日何回歯を磨きますか．
　　（　　2　）回　*朝1分，夜2分
　　それはいつですか．⟨起床後すぐ⟩　朝食後・昼食後・夕食後　⟨就寝前⟩　その他（　　　）
　　*歯ブラシの硬さは普通．掌握状に握って左右に動かしているとのこと

2. 歯磨き粉を使用していますか．
　　⟨使用している⟩（商品名：特に決めていない）・使用していない

着目点 ❺ ブラッシング方法については確認した方がよさそう

3. 補助用具（デンタルフロス，歯間ブラシ等）を使用していますか．
　　使用している　⟨使用していない⟩
　　「使用している」場合，どれくらい使用していますか．
　　毎日　　　週2,3回　　　週1回　　　月1回　　　行っていない

4. 他にお口のケアのためにお使いになっているものはありますか．（例：洗口剤など）
　　（　クリニカの洗口剤　　　　　　　　　　　　　　　　　　　　　　　　）

【食事について】
1. 食事や間食は一日に何回くらい摂りますか．
　　食事　3　回／日　　間食　1　回／日
　　①現在，自分の食事の内容・量は，良好であると感じていますか．
　　良いと感じている　　　⟨どちらとも言えない⟩　　　改善が必要

　　②「改善が必要」な場合，その理由
　　（　　　　　　　　　　　　　　　　　　　　　　　　　　　　　　　　）

2. 次のものをどれくらい食べたり，飲んだりしますか．

食　品	程　　度	備　考
キャンディー（のど飴，ミント類も含む）	1日　　　個	コーヒー無糖
甘味飲料	1日　2本・杯	
チョコレート	1日　　個・箱	
クッキー，ケーキ	1日　　個・袋	
その他の間食（　　　　　　　　　）		

【お口の状態への意識について】
1. 自分の口の中を鏡でみることがありますか？
　　毎日　　　週に何回か　　　月1度　　　⟨ほとんどみない⟩

2. 自分の歯をできるだけ多く維持したいと思いますか？
　　強く思う　　（思う）　　どちらでもない　　あまり思わない　　全く思わない

3. 現在のお口の状態を，今後どのようにしたいと希望していますか？（あてはまるものすべてに○）
　　a. よく噛めるようになり，おいしく食事がしたい　　b. 見た目をもっとよくしたい
　　c. 痛みがなくなればいい　　（d.）さわやかな息　　e. とくに希望はない
　　f. その他（　　　　　　　　　　　　　　　　　　　　　　　　　　　　　　　　）

4. お口の状態をよりよくするために，自分でできることがあるとすれば，どの程度やりたいと考えていますか？
　　a. できることがあれば，何でもやりたい　　（b.）ある程度，やれることをやりたい
　　c. あまり自分ではやりたくない（理由：　　　　　　　　　　　　　　　　　　　　）

5. お口の状態をよりよくするために，どのようなことをしたいと考えていますか？
　　　　　　　　　　　　　　　　　　　　　　　　　　　（当てはまるものすべてに○）
　　（a.）提案されたお口のケア（歯磨きなど）をしっかりやる
　　b. 歯やお口の健康と病気についてよく知る
　　c. きちんと最後まで通院してお口のケアをしてもらう　　d. あまり考えていない
　　e. その他（　　　　　　　　　　　　　　　　　　　　　　　　　　　　　　　　）

6. 歯科の定期検診を受けていますか？　　　　　　　　　はい　・　（いいえ）

7. いままで，歯科医師や歯科衛生士が指導したこと（自宅での歯磨きの方法や，習慣の改善など）を，どの程度取り入れてきたと感じますか？
　　a. よく受け入れて実行した　　（b.）たまに実行した
　　c. ほとんど受け入れず，実行しなかった　　d. ほとんど指導，提案を受けたことはない

【初診時の口腔内】

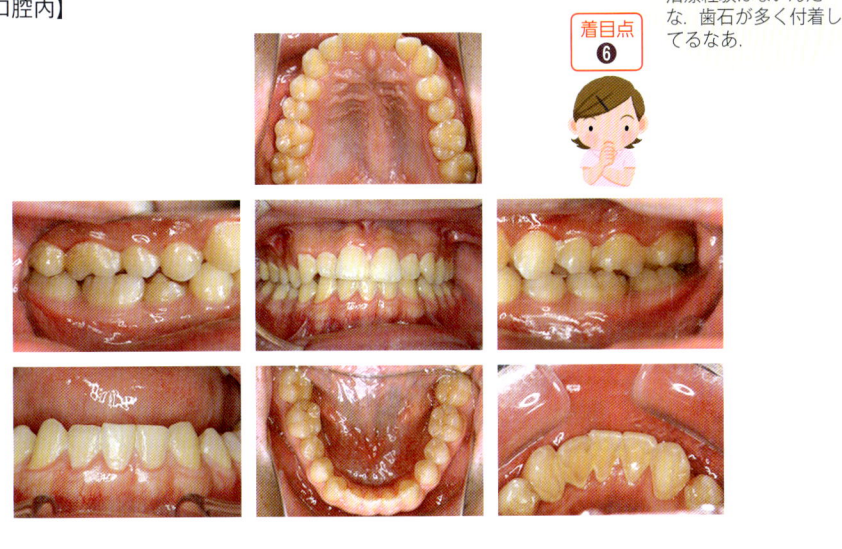

着目点 ❻

プラークに厚みがある．治療経験はないんだな．歯石が多く付着してるなあ．

【初診時の歯周組織検査】

患者名　Y.I.　（初診時）　　　　　　　　　　　　　　　診査日　平成 ●年 7月 12日

		8	7	6	5	4	3	2	1	1	2	3	4	5	6	7	8
動揺度			0													0	
歯肉縁の位置																	
頬側	BOP		○○○○	○○○	○○ ○	○○○	○○○	○○	○○○	○ ○	○○○	○○○	○○○○	○○○○	○○○○	○○○	
	PD		3 3 3	3 2 3	2 2 2	2 2 3	2 3 2	2 2 3	2 2 3	2 2 2	2 2 2	2 2 3	3 2 3	3 3 3	3 3 3	3 3 3	
舌側	BOP			○○	○○	○	○			○○	○○	○○○	○	○○	○○○	○○	
	PD		2 2 3	2 2 2	2 2 2	2 2 2	2 3 2	2 3 2	2 3 3	3 3 2	2 2 2	2 2 3	2 3 2	3 2 3	2 3 2	3 2 2	
PCR																	

		8	7	6	5	4	3	2	1	1	2	3	4	5	6	7	8
PCR																	
舌側	PD		3 2 3	2 3 2	2 2 2	2 2 2	2 2 2	2 3 3	2 3 3	3 2 3		2 2 3	3 3 3	3 2 2	2 3 2	3 3 3	
	BOP		○○○	○○○	○○	○○	○○○	○○○	○○○	○○○		○	○○○	○○○	○○○	○○○	
頬側	PD		2 2 3	2 3 2	2 2 2	2 2 2	2 2 2	2 3 3	2 3 2	2 2 2		2 2 3	2 3 2	3 2 2	2 2 2	2 2 2	
	BOP		○○○	○○○	○○○	○○○	○○○	○○○	○○○	○○○		○○	○○○	○○○	○○○	○○○	
歯肉縁の位置																	
動揺度			0													0	

PCR　89.8 %
BOP　96 カ所

担当者　氏名　●城 ●子

着目点 ❼　歯周ポケットは深くないけど，BOP はほぼ全顎的に＋だから，炎症は広範囲だね．

【その他の情報】
カリオスタット―黄緑（＋＋）
・ 舌の全体に軽度の舌苔付着あり
・ BREATHTRON（口臭測定器）　1750ppb（SEVERE　重度）

心理・社会・行動面のアセスメントには，口腔関連 QOL アセスメント票を使用しました．

口腔関連 QOL アセスメント票

Dr. _____
現在歯数　　　歯

(初診)・IP 後・歯科外科後・口腔機能回復治療後・リコール）

記入日：平成　年　月　日（　）氏名 Y. I.　生年月日 ●.09.●　No. _____

次の質問にお答えください．（基準を参考にカッコ内の数字に○をつけてください）

<評価基準>　0：まったくない　1：ほとんどない　2：時々　3：しばしば　4：いつも　　（備考）

分類	質問	回答
痛み	1) 歯が痛いことがありますか	(⓪) 1. 2. 3. 4.
	2) 歯ぐきが痛いことがありますか	(⓪) 1. 2. 3. 4.
	3) 口内炎ができて痛いことがありますか	(⓪) 1. 2. 3. 4.
	4) あごが痛いことがありますか	(⓪) 1. 2. 3. 4.
	5) 口やあごの問題で頭痛がすることがありますか	(⓪) 1. 2. 3. 4.
口の乾燥	1) 食事の時，口が乾燥していると感じますか	(⓪) 1. 2. 3. 4.
	2) 食事の時，飲み込みにくいと感じますか	(⓪) 1. 2. 3. 4.
	3) 水や飲み物を一緒にとらないと飲み込みにくいですか	(⓪) 1. 2. 3. 4.
食事・咀嚼	1) 歯や入れ歯，口の問題のために　食事の際，不快感がありますか	(⓪) 1. 2. 3. 4.
	2) 〃　　　　〃　食べ物が噛みづらいことがありますか	(⓪) 1. 2. 3. 4.
会話機能	1) 歯や入れ歯，口の問題のために　言葉が発音しにくいことがありますか	(⓪) 1. 2. 3. 4.
	2) 〃　　　　〃　会話が不明瞭で，他人が理解しにくいことがありますか	(⓪) 1. 2. 3. 4.
社会的機能	1) 歯や入れ歯，口の問題のために　笑うことをためらうことがありますか	(⓪) 1. 2. 3. 4.
	2) 〃　　　　〃　余暇を楽しめないことがありますか	(⓪) 1. 2. 3. 4.
	3) 〃　　　　〃　人と付き合ううえで支障が出ることがありますか	(0. 1. ② 3. 4.)
	4) 〃　　　　〃　他人とコミュニケーションをとることが難しいですか	(⓪) 1. 2. 3. 4.
心理的機能	1) 歯や入れ歯，口の問題のために　恥ずかしい思いをすることがありますか	(0. ① 2. 3. 4.)
	2) 〃　　　　〃　見た目が悪いと感じることがありますか	(0. 1. ② 3. 4.)
	3) 〃　　　　〃　気分が落ち込むことがありますか	(⓪) 1. 2. 3. 4.
	4) 〃　　　　〃　いろいろと気をつかい，リラックスできないことがあります	(0. 1. ② 3. 4.)
健康の認識	1) 自分の口の状態についてどう感じますか（同年代の他人と比較して）	(0. よい　①同程度　2. 悪い)
	2) 自分の全身的な健康状態についてどう感じますか（同年代の他人と比較して）	(0. よい　①同程度　2. 悪い)

(Keselyak et al., 2001, Saito et al., 2010)

着目点 ❽
全体的に 0 が多いけど，本当に困りごとがないのかしら？それともなにか遠慮があるのかな・・・？

着目点 ❾
「2：時々」に○がついているのは，歯肉からの出血を気にしているからかしら…

着目点 ❿
ここで「2：時々」に○がついている理由は，口臭を気にしているからかな？…

⚠️ **Attention!**　口腔関連 QOL アセスメント票で"0：まったくない"を選んでいたとしても，困りごとが本当にないのかについては，慎重な判断が必要です．人はときに羞恥心から，本心ではない気持ちを記載することがあります．スコアが低いところは，確認が必要な場合もあります．

アセスメント

分類	主観的情報（S）客観的情報（O）	解釈・分析
全身状態	特になし	問診時の様子，顔色等から全身的な問題は見受けられず，健康であると思われる．
心理・社会・行動面	S：口臭が気になる（主訴） S：歯科治療費は高額．治療費が高いので，受診を避けていた． O：4年間歯科医院を受診していない． O：口臭測定器による検査で重度の判定 口腔関連 QOL アセスメント票より O：合計点 9 点 O：歯や口の問題のために人と付き合う上で時々支障がある（時々） O：歯や口の問題のために，見た目が悪いと感じることが時々ある（時々） O：歯や口の問題のために，リラックスできないことが時々ある（時々）	歯科治療費に関する情報が不足している可能性があり，高額になることを懸念していることから，口腔内の異変を認識してはいたものの，受診につながらなかった可能性が高い． OHRQL の合計は 9 点でそれほど高いわけではないが，社会的な支障と心理的な負担を感じている．これらの原因は主訴である口臭と歯肉からの出血の可能性が高い．これらが改善すれば，心理・社会的な機能も向上するのではないか．
歯の状態	O：臼歯部咬合面に C_1 が認められる．前歯部歯頸部に CO． O：カリオスタット黄緑（＋＋） ＊危険の判定 ※カリオスタット：口腔内のプラークや酸のでき具合をみるもの．青（−）心配なし，緑（＋）やや危険，黄緑（＋＋）危険，黄（＋＋＋）非常に危険	現状のカリエスの状態は軽度であるが，カリオスタットが危険の判定と PCR 値から考えてみると，このままの状態が継続されると，カリエスが重症化する危険性が高いのではないか．
歯周組織	S：歯ぐきから血が出る O：BOP 96 カ所，乳頭部に多くみられる PD 値 全体的に 2〜3 mm GI スコア：2 DI スコア：2	ブラッシング時の出血は，歯肉に炎症が起きているため，ブラッシングの刺激によって，出血した可能性が高い．また BOP 値が高いのは，広範囲に多量のプラークが付着しているためと考えられる．PD 値から仮性ポケットを形成している可能性がある． 歯石が沈着しているのは，定期的に除石を行っていないことが原因ではないか．また，今後さらに歯石がプラーク増加因子となって，歯周組織へ影響するのではないか．
軟組織	S：舌が白いと感じることがある O：全体的に軽度の舌苔付着	舌の様子から舌苔も口臭の一原因となっている可能性が高い．
口腔清掃	S：歯磨きは 2 回/1 日（朝 1 分　夜 2 分） O：PCR 値 89.8% O：BREATHTRON（口臭測定器）1750ppb（SEVERE　重度）	セルフケアの状態が悪く口腔清掃の不十分さからプラークの付着につながり，PCR 値が高くなっていると考えられる．また多量のプラーク付着が口臭の原因になっているのではないか．

着目点 ❸
着目点 ❶❷❹
着目点 ❽❾❿
着目点 ❼
着目点 ❺
着目点 ❻❼

> ⚠️ **Attention!**　実際の臨床では，時間的な制約もあり難しい場合もありますが，解釈・分析の際，重要な部分は「なぜそのように解釈・分析したか」の根拠を書いておきます

> 展開例

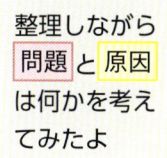

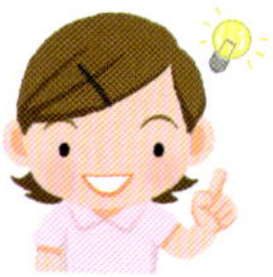

整理しながら 問題 と 原因 は何かを考えてみたよ

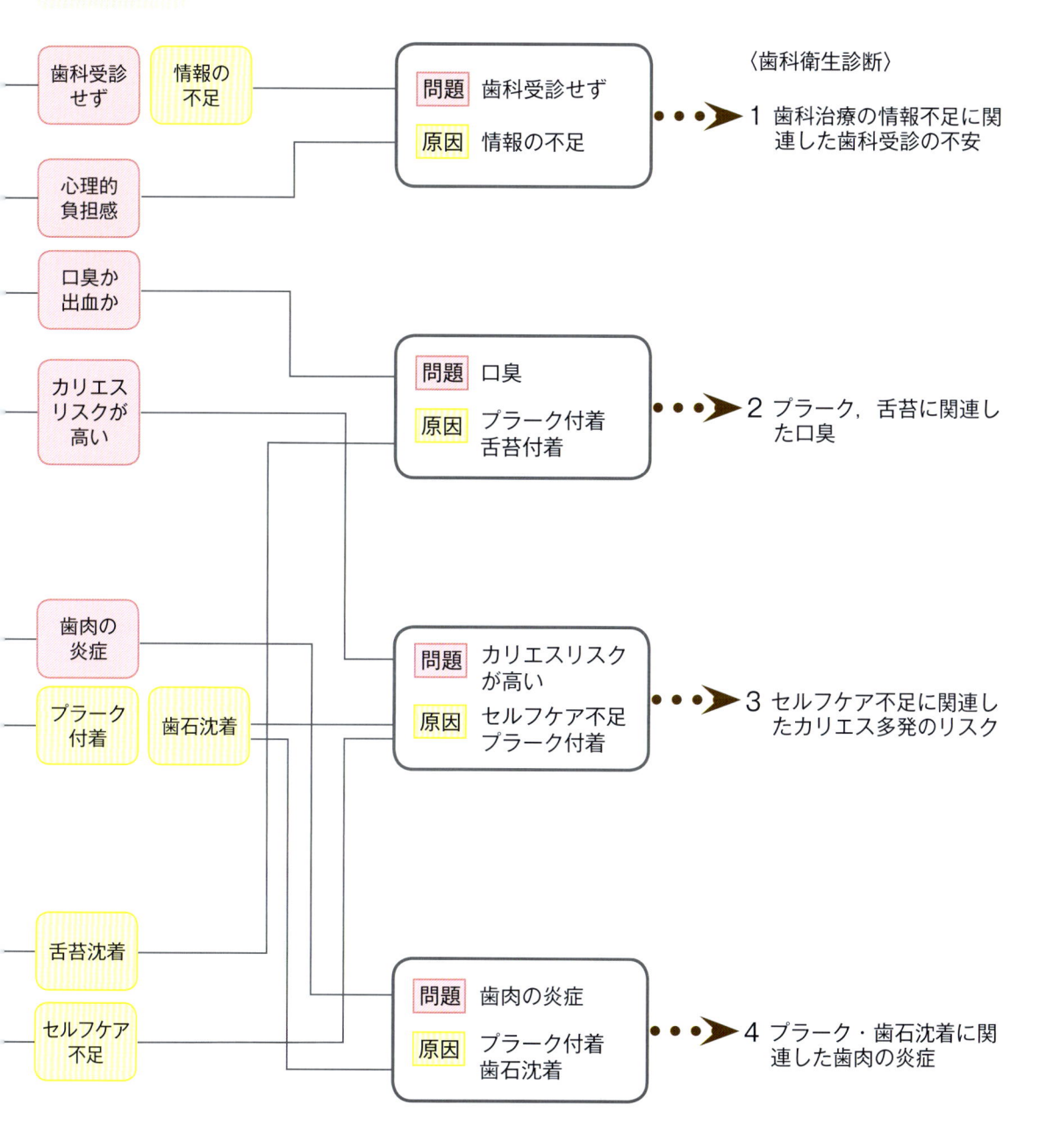

```
歯科受診    情報の
せず       不足
                    ┌─────────────────┐
                    │ 問題 歯科受診せず │ ・・・▶ 1 歯科治療の情報不足に関
心理的                │ 原因 情報の不足   │         連した歯科受診の不安
負担感                └─────────────────┘

口臭か
出血か
                    ┌─────────────────┐
カリエス              │ 問題 口臭          │ ・・・▶ 2 プラーク，舌苔に関連し
リスクが              │ 原因 プラーク付着  │         た口臭
高い                 │      舌苔付着      │
                    └─────────────────┘

歯肉の
炎症
                    ┌─────────────────────┐
プラーク   歯石沈着   │ 問題 カリエスリスク  │ ・・・▶ 3 セルフケア不足に関連し
付着                 │      が高い          │         たカリエス多発のリスク
                    │ 原因 セルフケア不足  │
                    │      プラーク付着    │
                    └─────────────────────┘

舌苔沈着

セルフケア            ┌─────────────────┐
不足                 │ 問題 歯肉の炎症   │ ・・・▶ 4 プラーク・歯石沈着に関
                    │ 原因 プラーク付着 │         連した歯肉の炎症
                    │      歯石沈着     │
                    └─────────────────┘
```

〈歯科衛生診断〉

II編　歯科衛生ケアプロセスを臨床に活かしてみよう

❷ 歯科衛生診断

歯科衛生診断文
1. 歯科治療の情報不足　に関連した　歯科受診の不安
2. プラーク・舌苔　に関連した　口臭
3. セルフケア不足　に関連した　カリエス多発のリスク
4. プラーク・歯石沈着　に関連した　歯肉の炎症

　それぞれの「問題」について解釈・分析をもとに「原因・病因」を考えて，「〜に関連した」という用語で結びます．この後に続く計画立案で「原因・病因」に対して介入内容を考えるので，「原因・病因」が同じだと，介入内容が重複することがあります．その場合は他の診断文を考慮しながら，幅広い介入内容が考えられるように，「原因・病因」について表現することが必要です．

> **考え方の要点**
>
> 　ここでは前述の口腔関連QOLアセスメント票とは別に，「歯科衛生ヒューマンニーズ・アセスメント用紙」（以下HN）を使って，歯科衛生診断文の記載につなげていく例を示します．HNは多角的に問題を抽出できたか不安なときに，活用するとよいアセスメント用紙です．
> 　右はYIさんの症例に該当する症状，徴候にチェックをいれたものです．YIさんの場合，次の5つのヒューマンニーズ（HN）が満たされていない，つまり問題があると思われます．満たされていないヒューマンニーズ一つひとつに対して，歯科衛生診断文を考えてみます．
>
> HN1　顔や口腔に関する全体的なイメージ（←主訴が口臭）
> 　　　歯科衛生診断文：プラーク・舌苔に関連した口臭
>
> HN4　頭頸部の皮膚，粘膜の安定（←歯肉からの出血，プラークの付着）
> 　　　歯科衛生診断文：プラーク・歯石沈着に関連した歯肉の発赤・腫脹
>
> HN6　不安やストレスからの開放（←治療費に関する情報不足，心理的不安）
> 　　　歯科衛生診断文：歯科治療の情報不足に関連した歯科受診の不安
>
> HN7　口腔の健康に関する責任（←セルフケアの状態，プラーク付着，歯石沈着）
> 　　　歯科衛生診断文：歯科未受診に関連した歯石沈着
>
> HN8　概念化と知識（←情報の不足，知識不足）
> 　　　知識不足に関連した関心の低さ
>
> 　歯科衛生ヒューマンニーズのカテゴリーごとに診断文を考えると，いくつかの問題に共通する「原因・病因」があがってくることがあります．共通の「原因・病因」が解決されると，複数の「問題」が同時に解決されることになります．その場合は原因や問題，ほかの診断文も考慮して統合してもよいです．

歯科衛生の視点から多角的に問題を見つけられたかどうか不安なときは，このアセスメント用紙を使って，該当する「症状・徴候」にチェックを入れてみましょう．

歯科衛生ヒューマンニーズアセスメント用紙

1. 顔や口腔に関する全体的なイメージ
次の項目のイメージに関して不満をもっている
   - ☐ 歯
   - ☐ 歯肉
   - ☐ 顔貌
   - ☑ 口臭
   - ☐ その他

2. 健康上のリスクに対する防御
   - ☐ 速やかに専門家に紹介する必要性
   - ☐ 緊急処置の必要性
   - ☐ 血圧，その他バイタルサインの異常
   - ☐ 抗生物質の前投薬
   - ☐ 抗凝固剤などの服用
   - ☐ 摂食嚥下障害
   - ☐ その他

3. 生物学的に安定した歯，歯列
   - ☐ 咀嚼が困難
   - ☐ 不適合修復物・補綴物
   - ☐ 外傷
   - ☐ 摩耗，咬耗，侵蝕
   - ☐ 歯の欠損
   - ☐ う蝕（C₂以上）
   - ☐ 咬合性外傷・動揺（2度以上）
   - ☐ その他

4. 頭頸部の皮膚，粘膜の安定
   - ☐ 口腔外の病変
   - ☐ 歯肉歯槽粘膜の問題（付着歯肉，小帯その他）
   - ☐ 口腔乾燥症
   - ☐ プロービングデプス4mm以上の歯周ポケット
   - ☑ 歯肉の発赤・腫脹
   - ☑ プロービング時の出血
   - ☐ その他

5. 頭頸部の疼痛からの解放
   - ☐ 口腔内外の疼痛，知覚の異常
   - ☐ その他

6. 不安やストレスからの解放
下記について不安を訴えたり，示したりする
   - ☐ 歯科医師や歯科衛生士との対応
   - ☐ プライバシー
   - ☑ 料金，以前の歯科受診の経験
   - ☐ 歯科材料，エックス線写真
   - ☐ 感染予防
   - ☐ その他

7. 口腔の健康に関する責任
   - ☑ 不適切な口腔の保健行動
   - ☑ プラーク，歯石の存在
   - ☐ 口腔衛生に関する不十分な保護者の監督
   - ☑ 過去2年間，歯科を受診していない
   - ☐ その他

8. 概念化と理解
   - ☑ 口腔疾患について関心が低い
   - ☑ 知識，認識に問題
   - ☐ 歯科衛生ケアやセルフケアについて質問
   - ☐ その他

歯科衛生ヒューマンニーズ概念モデルは満たされていないニーズ（問題）を明確にし，問題のとりこぼしを防ぐことができます．反面，「症状・徴候」についてチェックしていくため，「リスク」を明確化することが難しいという特徴があります．どの場面で使用することが効果的であるか，把握しておく必要があります．

❸ 計画立案

歯科衛生診断から，計画を立ててみましょう．問題（診断句）に対して目標を考え，原因（病因句）に対して原因がなくなるような介入を考えれば，立案できます．

具体的には，次のように考えていきましょう．

「歯科衛生診断1 歯科治療の情報不足に関連した歯科受診の不安」は，

問題となっているのは歯科受診への不安です．ですので，不安がなくなることを目標とします．不安の原因は歯科治療の情報が不足していることなので，情報を与えるような介入を考えればよいでしょう．期待される結果としては，受診が継続されることとします．

「歯科衛生診断2 プラーク，舌苔に関連した口臭」は，

口臭が問題なので，口臭がなくなることを目標とします．本症例の場合，口臭の原因はプラーク・舌苔と思われます．それを除去するような介入を考えましょう．期待される結果は，患者のYIさんがどれくらいで理解してくれるかを想定してみましょう．ブラッシングの必要性およびスクラビング法でのブラッシングの指導を行ったら，1日3回のブラッシングを励行してくれるようになることを期待し，その場合のPCRスコアや，口臭について変化を期待する値を考えます．また，口腔関連QOLアセスメント票のスコアの変化についても検討しましょう．

「歯科衛生診断3 セルフケア不足に関連したカリエス多発のリスク」は，

カリエスが多発するリスクが問題ですので，カリエスリスクが低くなることが目標となります．原因はセルフケア不足なので，セルフケアに関する介入内容を考えましょう．期待される結果は，フッ化物配合歯磨剤の効果を理解し使用する，などが考えられます．定期的な歯科受診も大切なので，その点も配慮しましょう．

「歯科衛生診断4 プラーク歯石沈着に関連した歯肉の炎症」は，

歯肉の炎症が問題なので，炎症がなくなることが目標になります．炎症を引き起こしている原因がプラーク・歯石と判断しているので，それらを取り除く介入を考えます．歯科衛生介入は，指導的な説明やスケーリング等が考えられます．具体的に考えておくと，介入内容がより明確になります．期待される結果は，スケーリングやブラッシング指導を行うことで，DIスコアやPD値に変化が出るはずです．どのくらいでどの程度変化するか想像して考えていきますが，難しいと感じる場合は，短期的な目標をまずは考えていくとよいでしょう．

これらをまとめて，歯科衛生ケアプロセス記録用紙（p.78〜79参照）の該当箇所に記入していきます．

❹ 実施

　歯科衛生ケアプランに基づいて，来院日ごとに行う内容をリストアップしたアポイントメントプランを作成します．当日は，そのアポイントメントプランに沿って，歯科衛生ケアを実施していきます．

　計画立案や実施の段階では，どの問題を優先的に解決するかを検討します．優先順位は対象者とともに決定することが重要です．医療者側の価値観だけを優先すると，対象者のモチベーションが上がらず，行動変容をもたらすことが難しくなります．反対に対象者の意向にだけとらわれてしまうと，本来優先して解決しなければならない問題を先延ばしにすることにつながる場合もあります．専門職として対象者が納得するような情報提供を行い，ともに意思決定を行うような関わりが求められます．

1日3回ブラッシングしてくれるようになったとして…2週間後にはPCRや口臭はどれくらい変化するかな…（→期待される結果）

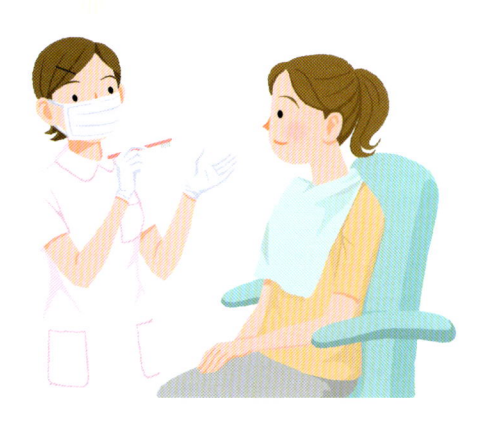

● 歯科衛生ケアプロセス記録用紙

歯科衛生診断	立案月日	優先順位	目標	歯科衛生介入	期待される結果
1. 歯科治療の情報不足に関連した歯科受診の不安	●年7月25日	1	歯科受診の不安がなくなる	EP：治療内容と治療費との関連を説明する． TP：全体の治療計画を示し，治療期間と治療費について概算で示す． 治療予約の際，次回の治療費の概算を示す．	治療計画に従って通院する（2週間以内）
2. プラーク・舌苔に関連した口臭	●年7月25日	3	口臭がなくなる	EP：口臭の原因がプラークと関係があることを説明する スクラビング法によるブラッシング 舌の清掃法について指導 薬用洗口剤の使用について説明 TP：機械的歯面清掃（PTC）の実施 OP：口臭に対する発言，PCRスコア，BOPスコア，問診時の口臭の有無 舌苔の量の変化	口臭の原因がプラークであると説明できる（3週間以内） 1日3回スクラビング法でブラッシングを行う（1カ月） PCRスコア89%から30%に減少する（3週間） 舌ブラシで舌を1日1回清掃する（1カ月） 洗口剤を1日3回以上使用する（2週間以内） BREATHTRONの値が重度から軽度（251～600ppb）になる（1カ月以内） OHRQLスコア2→1（2カ月）
3. セルフケア不足に関連したカリエス多発のリスク	●年7月25日	4	カリエスリスクが低くなる	※歯科衛生診断2の介入に加えて EP：フッ化物配合歯磨剤の効果と使用法について指導 セルフケアの重要性について説明 プロフェッショナルケアとセルフケアの違いについて説明 TP：定期的なフッ化物塗布 OP：ブラッシングの習慣，PCRスコア 歯面の脱灰状態	歯磨剤はフッ化物が配合されているものを使用する（1カ月以内） 定期的にプロフェッショナルケアを受ける（6カ月以内）
4. プラーク・歯石沈着に関連した歯肉の炎症	●年7月25日	2	歯肉の炎症がなくなる	EP：歯石沈着のメカニズムを説明する 歯石が歯周組織に及ぼす影響について説明する． TP：縁上・縁下歯石の除去 機械的歯面清掃（PTC）の実施 OP：歯肉の炎症状態　歯石沈着状態	PD値3mm部位→1mmになる（1カ月） 定期的に歯石除去を受ける（6カ月以内） DIのスコアが2→0になる（2カ月以内） 次回来院時，歯肉に炎症がない（GIが0）（6カ月以内） 定期的に歯科医院を受診する．（6カ月以内） 歯石と歯周病との関係について説明できる（6カ月以内）

実施	評価
現在の口腔内の状態について説明 おおよその治療内容と期間,治療費について説明	治療計画に従って通院する（2週間以内）→1カ月以上継続した通院を続けているため全面達成．しかし，今後メンテナンスへの移行など，新たな介入計画が必要である
口臭の原因について説明 プラークと舌苔との関連について説明 ブラッシング指導 舌清掃	口臭の原因がプラークであることを説明する（3週間以内） →口臭とプラークとの関連について発言あったことから全面達成 1日3回スクラビング法でブラッシングを行う（1カ月） →1日3回ブラッシングを行うことは習慣となったが，掌握状の把持でストロークが大きくなるため部分達成 PCRスコア89％から30％に減少する（3週間） →3週間で50％までは減少したが30％には到達していないため部分達成．計画を変更するかどうか，再評価が必要 舌ブラシで舌を1日1回清掃する（1カ月） →舌ブラシを使用するようになったが，時々忘れるため部分達成 洗口剤を1日3回以上使用する（2週間以内） →2週間以内ではまだ習慣化されていない．未達成のため，さらに期間を延長する BREATHTRONの値が重度から軽度（251〜600ppb）になる（1カ月以内） →減少はしたが840ppbで部分達成．経過観察していく OHRQLスコア2→1（2カ月） スコアは1以下に変化したため全面達成とするが健康の認識についてスコアが高くなったことの再アセスメントが必要
セルフケアとプロフェッショナルケアについて説明 ブラッシング指導（診断2と重複） フッ化物配合の歯磨剤について指導	歯磨剤はフッ化物が配合されているものを使用する（1カ月以内） →フッ化物配合の歯磨剤を選択しているとのことから全面達成 定期的にプロフェッショナルケアを受ける（6カ月以内） →6カ月後に評価する
歯石沈着のメカニズムについて説明 ブラッシング指導 スケーリング，PTCの実施 部分的にSRP	PD値3mm部位→1mmになる（1カ月） →1カ月経過したが，PD値は全顎的に2mm．期待される結果の設定に無理がなかったかどうか，再検討する． 定期的に歯石除去を受ける（6カ月以内） DIのスコアが2→0になる（2カ月以内） →スケーリング後再付着が認められないことから全面達成とする． 次回来院時，歯肉に炎症がない（GIが0）（6カ月以内） →6カ月後のメンテナンス時に評価する 定期的に歯科医院を受診する（6カ月以内） 歯石と歯周病との関係について説明できる（6カ月以内） →メンテナンス時に再確認

評価した根拠も記録しておくと，なぜそう判断したか後で理解しやすくなります

期待される結果が達成できなかった場合，設定に無理がなかったか考えてみましょう．
　たとえそうだったとしても，次の計画にその経験を生かせればよいのです

⚠️ **Attention!** 全面達成しても継続して対応しなければならない問題があることも覚えておきましょう．

実施内容の概要（EP：指導計画，OP：観察計画，TP：処置計画）
EP：治療内容と治療費との関連を概算で説明
　　　口臭の原因がプラークと関係があることについて説明
　　　歯石沈着のメカニズムを説明する．
　　　歯石が歯周組織に及ぼす影響について説明
　　　セルフケアの重要性について説明
　　　（TBI）スクラビング法によるブラッシング，舌の清掃法について指導
　　　　　　薬用洗口剤の使用について指導する
　　　　　　歯ブラシのヘッドの大きめのものを使用し，徐々に小さいものに変えていく
　　　　　　フッ化物配合の歯磨剤の効果と使用法について指導
　　　プロフェッショナルケアとセルフケアの違いについて説明する
OP：治療費，治療回数に関する質問や発言
　　　出血に対する発言，口臭に対する発言
　　　ブラッシングの習慣，PCR スコア，BOP スコア，問診時の口臭の有無
　　　歯肉の炎症状態　歯石沈着状態
TP：次回の治療予約の際，治療費の概算を示す
　　　定期的なフッ化物塗布
　　　歯肉縁上・縁下歯石の除去
　　　機械的歯面清掃（PMTC）の実施

＊業務記録の記載　（抜粋）
○月○日（○）担当○○　（初回から２週間後，３回目の介入）
S：歯磨きのとき，出血が少なくなったが，まだ出血している．
　「プラークがなくなれば口臭もなくなるんでしょ．だから歯を磨く時間が長くなった気がする」との発言あり
O：BOP：55 カ所，PD 値：２～３㎜　PCR スコア：81％　※ 歯周チャート参照
A：歯石除去した個所（下顎 $\overline{3|3}$）は歯肉の炎症は軽減．しかしプラークの量に大きな変化なし
　　ブラッシング時間は長くなったとの自覚はあるが，PCR スコアから歯肉辺縁のプラークの除去が不十分な可能性が高い．歯肉からの出血への不安が背景にあるのではないか
P：ブラッシング状況の確認，縁上歯石除去（上顎全顎）
I：PCR スコアの説明とブラッシング指導（スクラビング法の確認とポイント部の確認，発赤のある歯肉と健康な歯肉との違いについて説明）
　　歯石除去（手足の緊張が強かったため，時間を短縮し上顎 $\underline{3|3}$ のみ実施）

E： ブラッシングは，歯ブラシの毛先が歯頸部にあたっていないため，再度鏡を使って指導
執筆把持が難しい様子のため，掌握状で指導を行った
スケーリング中全身の緊張が強く，治療に不安を感じている様子だった．スケーリングは分割して行ったほうがよいように感じる
次回，前歯舌側の磨き方について，再確認

○月○日（○）担当○○　（初回から1カ月後，6回目の介入）
S： 出血がだいぶ少なくなった．あとどれくらい治療日数がかかるか，知りたい
O： BOP：38カ所，PD値：2～3mm　PCRスコア：42%　※歯周チャート参照
A： 縁上歯石除去を行った部位の歯肉の発赤，BOPは軽減したが，治癒には至っていない．症状が軽減したがさらにケアを継続する必要性を説明する必要があるのではないか
P： 前歯舌側部および，左上口蓋側のブラッシングについて確認．
洗口剤の使用方法について確認
下顎（7+7）スケーリング，全顎機械的歯面研磨
今後の治療計画について説明，歯科治療について歯科医師へ報告，相談
I： ブラッシング指導，スケーリング
歯科医師へ報告，初期う蝕の対応について説明あり
E： ブラッシングについて，磨くポイントは理解した様子．歯科医師より，初期う蝕は処置はせず，経過観察していくとのこと
今後のケアとスケジュールについて再度説明し，通院の必要性について理解が得られた．次回の計画について説明．ケア実施前におおよその治療費について説明，確認をとること

その他の状況
・YIさん「ちょっとブラッシングをさぼると赤く腫れてくる」
・1日3回歯磨きを行っているが，大きな横磨きになるときがある
・口臭の原因がプラークであることは理解している様子

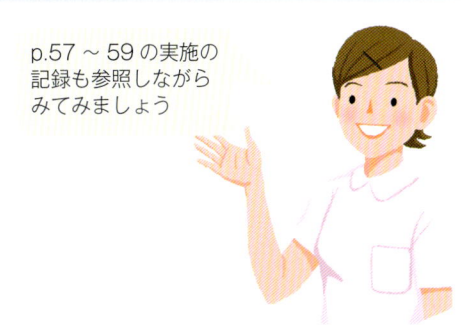

p.57～59の実施の記録も参照しながらみてみましょう

❺ 評価

　評価では，今後のケアの方向性を決定することが中心となります．
　計画立案の「目標」と「期待される結果」で設定した基準がどのように変化したかを判断し，その理由を記載します．目標や期待される結果以外に変化があった場合は，見逃さずに必ず記載しておくことが重要です．

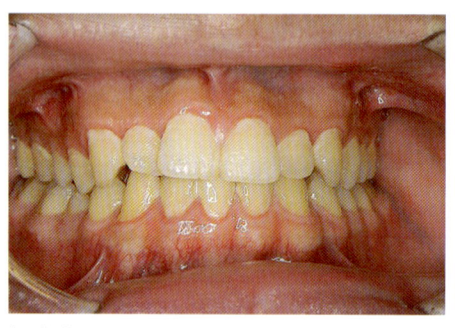

初診時

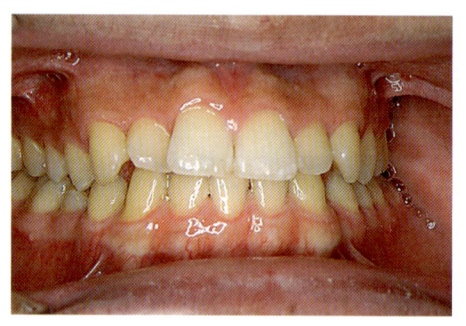

（再評価時）2カ月後

再評価時の歯周組織検査

PCR　35.1　％
BOP　35カ所

担当者　氏名　●城　●子

その他の情報
・カリオスタット―緑（＋）やや危険
・BREATHTRON（口臭測定器）
　840ppb（moderate：中程度）

口腔関連QOLアセスメント票

(初診・IP後・歯科処置後・咬合回復治療後・(リコール))

Dr. _____
現在歯数 ____ 歯

記入日：平成　年　月　日（　）　氏名　Y. I.　　生年月日　S●.09.●　No._____

次の質問にお答えください。（基準を参考にカッコ内の数字に○をつけてください）

＜評価基準＞　0：まったくない　　1：ほとんどない　　2：時々　　3：しばしば　　4：いつも

分類	質問	回答	備考
痛み	1）歯が痛いことがありますか	(⓪ 1. 2. 3. 4.)	
	2）歯ぐきが痛いことがありますか	(⓪ 1. 2. 3. 4.)	
	3）口内炎ができて痛いことがありますか	(⓪ 1. 2. 3. 4.)	
	4）あごが痛いことがありますか	(⓪ 1. 2. 3. 4.)	
	5）口やあごの問題で頭痛がすることがありますか	(⓪ 1. 2. 3. 4.)	
口の乾燥	1）食事の時、口が乾燥していると感じますか	(⓪ 1. 2. 3. 4.)	
	2）食事の時、飲み込みにくいと感じますか	(⓪ 1. 2. 3. 4.)	
	3）水や飲み物を一緒にとらないと飲み込みにくいですか	(⓪ 1. 2. 3. 4.)	
食事・咀嚼	1）歯や入れ歯, 口の問題のために　食事の際, 不快感がありますか	(⓪ 1. 2. 3. 4.)	
	2）〃　〃　食べ物が噛みづらいことがありますか	(⓪ 1. 2. 3. 4.)	
会話機能	1）歯や入れ歯, 口の問題のために　言葉が発音しにくいことがありますか	(⓪ 1. 2. 3. 4.)	
	2）〃　〃　会話が不明瞭で, 他人が理解しにくいことがありますか	(⓪ 1. 2. 3. 4.)	
社会的機能	1）歯や入れ歯, 口の問題のために　笑うことをためらうことがありますか	(⓪ 1. 2. 3. 4.)	
	2）〃　〃　余暇を楽しめないことがありますか	(⓪ 1. 2. 3. 4.)	
	3）〃　〃　人と付き合ううえで支障が出ることがありますか	(0. ① 2. 3. 4.)	社会的な機能は改善したけれど, まだ注意が必要かしら
	4）〃　〃　他人とコミュニケーションをとることが難しいですか	(⓪ 1. 2. 3. 4.)	
心理的機能	1）歯や入れ歯, 口の問題のために　恥ずかしい思いをすることがありますか	(⓪ 1. 2. 3. 4.)	
	2）〃　〃　見た目が悪いと感じることがありますか	(⓪ 1. 2. 3. 4.)	
	3）〃　〃　気分が落ち込むことがありますか	(⓪ 1. 2. 3. 4.)	
	4）〃　〃　いろいろと気をつかい, リラックスできないことがありますか	(0. ① 2. 3. 4.)	初診時とは違う"悪い"との認識は, 口腔に関する知識が得られて, 現状認識ができたためかもしれない. 今後継続していきながらQOLの変化を観察していこう.
健康の認識	1）自分の口の状態についてどう感じますか（同年代の他人と比較して）	(0.よい　1.同程度　②悪い)	
	2）自分の全身的な健康状態についてどう感じますか（同年代の他人と比較して）	(0.よい　①同程度　2.悪い)	

OHRQL (Ver. 7)

評価内容は，p.79の歯科衛生ケアプロセス記録用紙を参照してください．

III編

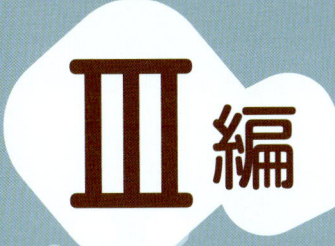

歯科衛生ケアプロセスを展開してみよう

ここまで歯科衛生ケアプロセスの各段階について理解を深め，症例での展開の基本をみてきました．それでは実際に3名の歯科衛生士による症例をみてみましょう．その際，「歯科衛生ケアプロセス評価票」を使用すると，適切に展開できているかチェックすることができます．

歯科衛生ケアプロセス評価票

歯科衛生ケアプロセス評価票

段階		評価項目	自己評価（✓を記入）
アセスメント	1)	基本情報の記載がなされているか（全身的，歯科的既往歴，主訴など）	
	2)	必要な情報がもれなく収集されているか	
	3)	S：主観的情報，O：客観的情報を区別し，それぞれ的確に記載されているか	
	4)	情報と解釈・分析を区別して記載しているか	
	5)	解釈・分析は情報から導かれた内容で，根拠に基づき適切になされているか	
歯科衛生診断	6)	病因句（病因・原因）は「〜に関連した」で診断句（問題・状態）とつながっているか	
	7)	歯科衛生士の専門領域内（歯科診断を含まない）で，歯科衛生介入で対応可能か	
	8)	アセスメントにおける情報収集，処理（解釈・分析）から導かれたものか	
	9)	病因句と診断句のそれぞれの順序，内容は適切なものか	
	10)	不適切な用語（法的・価値判断的）は使用されていないか	
計画立案（歯科衛生ケアプラン） 優先順位	11)	立案年月日・優先順位の記載がなされているか	
	12)	優先順位は適切であるか	
目標	13)	ケアの全体的な理由（問題，状態の改善を目指すもの）となっているか	
	14)	目標は実現可能なものであるか	
	15)	歯科衛生診断と直接関連し，診断一つに対して，最低一つの目標設定があるか	
歯科衛生介入	16)	病因・原因に対しての歯科衛生介入であるか	
	17)	介入を行う者は歯科衛生士であるか	
	18)	処置，指導内容は具体的であるか	
期待される結果	19)	歯科衛生介入によってもたらされる結果であるか	
	20)	主語は対象者または対象者の体の一部であるか	
	21)	具体性があって評価が可能となる基準（量，質，回数等）が示されているか	
	22)	現実的（実現可能）であるか	
	23)	タイムリミットが設定されているか	
	24)	対象者の意思が反映されているか	
実施	25)	対象者がモチベーションをもって行えるものであったか	
	26)	歯科衛生ケアプランにおける歯科衛生介入の内容が実施されていたか	
	27)	記録が適切に行われているか	
評価	28)	実際の介入結果と比較し，「期待される結果」への対象者の到達度を評価できたか	
	29)	目標について達成度（全面的達成，部分的達成，未達成）を評価できたか	
	30)	達成度が不十分な場合，それに対する対応が考察されているか	

1 歯周病の症例

概要

45歳　男性　非喫煙者

主訴：疲れると歯が浮いた感じがする．
　　　　ブラッシング時に出血する．

全身既往歴：特記事項なし

歯科的既往歴：5年前に歯肉腫脹およびブラッシング時の出血を自覚し近医を受診するが，その後多忙により治療中断

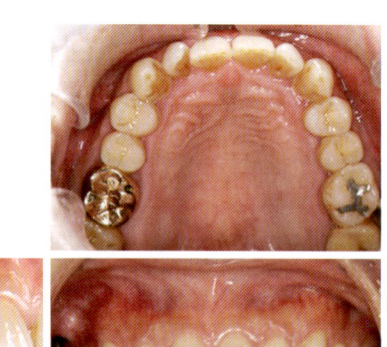

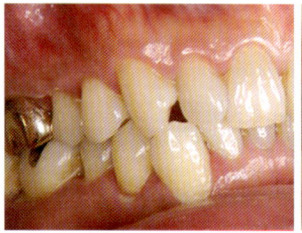

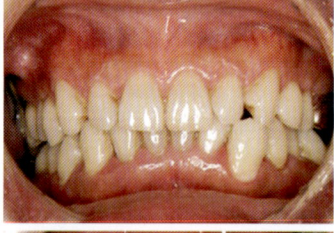

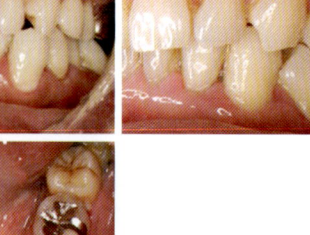

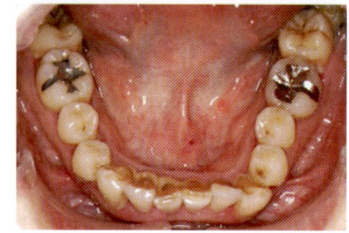

図Ⅲ-1-1　初診時口腔内写真

1 歯周病の症例

ここから先は臨床の歯科衛生士による3つの症例を歯科衛生ケアプロセスで展開します．あなたならどこに注目し，どのように歯科衛生診断を立てますか？ いっしょに考えていきましょう

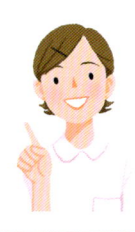

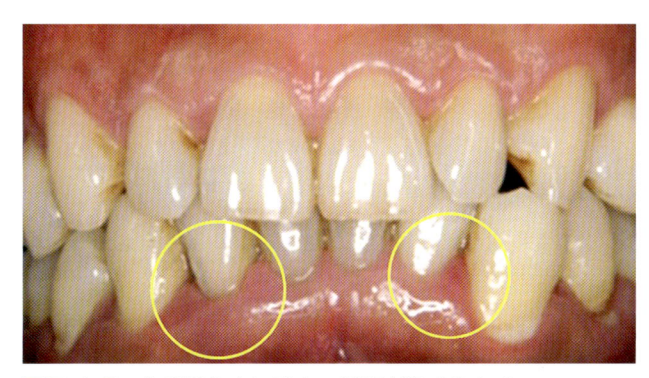

図Ⅲ-1-2 歯間部歯肉に発赤・腫脹が認められる

図Ⅲ-1-3 初診時の歯周組織検査結果（BOP赤，PD 4～6mm青，PD 7mm以上ピンク）

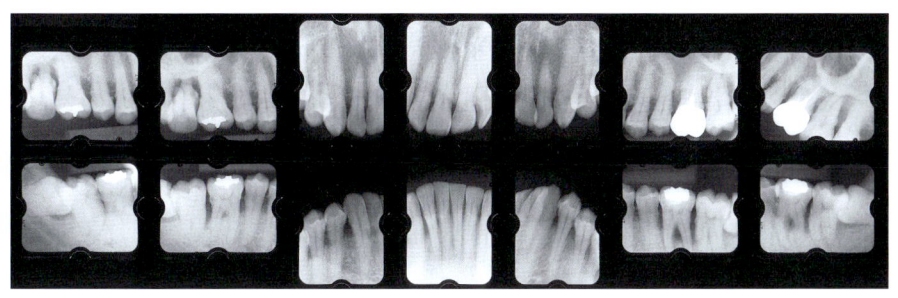

図Ⅲ-1-4 初診時のエックス線写真

セルフケアのアセスメント（セルフケアの質問紙を使用）

お口の清掃と状態について

今後の治療の参考とするため、下記の質問への回答にご協力をお願いいたします。回答内容の一部は本人が特定できない形で研究・教育目的で使用させていただくことがあります。その後、記録としてカルテに保管いたします。ご理解をいただける場合は、下記にご署名いただきますようお願いいたします。

記入日	平成 ● 年 6月 / 日	担当医			
氏名		男・女	生年月日	M・T ⑤・H 年 月 7日	年齢 45 才

＊次の質問にお答え下さい。該当するものを○で囲み、（ ）内には正確にご記入ください。

【歯磨きについて】
1. 1日何回歯を磨きますか？　（ 3 ）回
   それはいつですか　起床後すぐ・朝食後・昼食後・夕食後・就寝前
   その他（　　　　　）
2. 歯磨き粉を使用していますか？　使用している（製品名　　　）・使用していない
3. 補助用具（デンタルフロス、歯間ブラシ等）を使用していますか？　使用している・使用していない
   「使用している」場合、どれくらい使用していますか。
   毎日　週2、3回　週1回　月1回
4. 他にお口のケアのためにお使いになっているものはありますか？（例：うがい液など）
   （ なし ）

【食事について】
1. 食事や間食は一日に何回くらい摂りますか？
   食事 3 回/日　間食 0 回/日
   ①現在、自分の食事の内容・量は、良好であると感じていますか？
   良いと感じている　どちらとも言えない　改善が必要
   ②「改善が必要」な場合、その理由
   （　　　　　）

2. 次のものを、一日にどれくらい食べたり、飲んだりしますか？

食品	程度	備考
キャンディー（のど飴、ミント類も含む）	1日 0 個	
缶入り、ペットボトル入り飲料	1日 0 本	
チョコレート、クッキー、クラッカーなど	1日 0 個・箱・袋	
ケーキ	1日 0 個	
その他の間食（　　　）		

お口の状態について

1. 自分の口の中を鏡でみることがありますか？
   毎日　週に何回か　月1度　ほとんどみない

2. 自分の歯をできるだけ多く（長く）維持したいと思いますか？
   強く思う　思う　どちらでもない　あまり思わない　全く思わない

3. 現在のお口の状態を、今後どのようにしたいと希望していますか？（あてはまるもの全てに○）
   a. よく噛めるようになり、おいしく食事がしたい　b. 見た目をもっとよくしたい
   c. 痛みがなくなればいい　d. さわやかな息　e. とくに希望はない
   f. その他（　　　　　）

4. お口の状態をより良くするために、自分でできることがあるとすれば、どの程度やりたいと考えていますか？
   a. できることがあれば、何でもやりたい　b. ある程度、やれることをやりたい
   c. あまり自分ではやりたくない（理由：　　　　）

5. お口の状態をより良くするために、どのような事をしたいと考えていますか？
   （当てはまるもの全てに○）
   a. 提案されたお口のケア（歯磨きなど）をしっかりやる
   b. 歯やお口の健康と病気についてよく知る
   c. きちんと最後まで通院してお口のケアをしてもらう　d. あまり考えていない
   e. その他（　　　　　）

6. 歯の定期検診を受けていますか？　はい・いいえ
   「はい」の場合、最後に検診を受けられたのはいつですか？（　年　月頃）

7. いままで、歯科医師や歯科衛生士が指導したこと（自宅での歯磨きの方法や、習慣の改善など）を、どの程度取り入れてきたと感じますか？
   a. よく受け入れて実行した　b. たまに実行した
   c. ほとんど受け入れず、実行しなかった　d. ほとんど指導、提案を受けたことはない

8. あなたにとって、お口の病気（むし歯、歯周病など）の予防はどれくらい重要ですか？
   とても重要　ある程度重要　あまり重要ではない

9. 歯科医師や歯科衛生士から、あなたのお口の健康を守るために適した製品（歯ブラシ、洗口剤、その他）をすすめてもらいたいと思いますか？
   はい　よくわからない　いいえ

10. 現在、何か新しいことにチャレンジしたり、自分の行動を変えてみたいと思いますか？
    思う　あまり思わない

11. 自分の行動とお口の健康状態について、どのようにお考えですか
    自分の行動の影響は大きい　どちらともいえない　自分ではどうしようもない

備考

1 歯周病の症例

口腔関連 QOL のアセスメント（OHRQL 尺度を使用）

口腔関連 QOL アセスメント票

Dr.　　　　　　
現在歯数　32　歯

（**初診**・IP後・歯周外科後・口腔機能回復治療後・リコール）

記入日：平成 ● 年 6 月 1 日（　）　氏名　　　　　　　生年月日　　　　　　No.

次の質問にお答えください．（基準を参考にカッコ内の数字に○をつけてください）

＜評価基準＞	0：まったくない　1：ほとんどない　2：時々　3：しばしば　4：いつも	（備考）

分類	質問	回答
痛み	1) 歯が痛いことがありますか	(0.　1.　**②**　3.　4.)
	2) 歯ぐきが痛いことがありますか	(0.　1.　**②**　3.　4.)
	3) 口内炎ができて痛いことがありますか	(0.　**①**　2.　3.　4.)
	4) あごが痛いことがありますか	(**⓪**　1.　2.　3.　4.)
	5) 口やあごの問題で頭痛がすることがありますか	(**⓪**　1.　2.　3.　4.)
口の乾燥	1) 食事の時，口が乾燥していると感じますか	(**⓪**　1.　2.　3.　4.)
	2) 食事の時，飲み込みにくいと感じますか	(**⓪**　1.　2.　3.　4.)
	3) 水や飲み物を一緒にとらないと飲み込みにくいですか	(**⓪**　1.　2.　3.　4.)
食事・咀嚼	1) 歯や入れ歯，口の問題のために　食事の際，不快感がありますか	(0.　1.　**②**　3.　4.)
	2) 〃　〃　食べ物が嚙みづらいことがありますか	(0.　1.　**②**　3.　4.)
会話機能	1) 歯や入れ歯，口の問題のために　言葉が発音しにくいことがありますか	(**⓪**　1.　2.　3.　4.)
	2) 〃　〃　会話が不明瞭で，他人が理解しにくいことがありますか	(**⓪**　1.　2.　3.　4.)
社会的機能	1) 歯や入れ歯，口の問題のために　笑うことをためらうことがありますか	(**⓪**　1.　2.　3.　4.)
	2) 〃　〃　余暇を楽しめないことがありますか	(**⓪**　1.　2.　3.　4.)
	3) 〃　〃　人と付き合ううえで支障が出ることがありますか	(**⓪**　1.　2.　3.　4.)
	4) 〃　〃　他人とコミュニケーションをとることが難しいですか	(**⓪**　1.　2.　3.　4.)
心理的機能	1) 歯や入れ歯，口の問題のために　恥ずかしい思いをすることがありますか	(**⓪**　1.　2.　3.　4.)
	2) 〃　〃　見た目が悪いと感じることがありますか	(**⓪**　1.　2.　3.　4.)
	3) 〃　〃　気分が落ち込むことがありますか	(**⓪**　1.　2.　3.　4.)
	4) 〃　〃　いろいろと気をつかい，リラックスできないことがありますか	(**⓪**　1.　2.　3.　4.)
健康の認識	1) 自分の口の状態についてどう感じますか（同年代の他人と比較して）	(0.よい　1.同程度　**②.悪い**)
	2) 自分の全身的な健康状態についてどう感じますか（同年代の他人と比較して）	(**⓪.よい**　1.同程度　2.悪い)

OHRQL (Ver. 7)

Ⅲ編　歯科衛生ケアプロセスを展開してみよう

1 展開例

❶ アセスメント

患者概要やアセスメント用紙等から読み取った内容を整理分類し，記録します．

アセスメント		
分　類	主観的情報（S）客観的情報（O）	解釈・分析
全身状態	特記事項なし	
心理・社会・行動面	O：OHRQLの合計スコアは11点 O：口腔内をよくするために「できることがあれば，何でもやりたい」と考えている（セルフアセスメント用紙より）	5年間歯科を受診していないが，今回の受診を機に歯周病を治したいと強く希望しており，セルフケアアセスメントからも口腔の健康に関する姿勢は積極的である． 「痛み」「食事・咀嚼」のOHRQLスコアがやや高く，他人に比べ自分の口腔の健康状態が悪いと認識している．
口腔外の状態	特記事項なし	
歯の状態	S：疲れると歯が浮いた感じがする（主訴） O：#48C #47動揺度3度　挺出 O：全体的に修復・補綴物は少ない．	疲労時や咬合時の違和感は#17の骨吸収が進行し，動揺度3度で挺出していることが主要因として考えられる．早急の対応について歯科医師と確認が必要．
歯周組織	S：ブラッシング時に歯肉から出血する O：全顎的に歯肉縁上歯石沈着，BOP 39% O：PD値3〜8 mm O：エックス線画像所見からは根長1/2を超える歯槽骨吸収や根分岐部病変が認められる．	BOP＋の部位が多く，見た目よりも歯肉炎症があると思われる． 全顎的に歯周ポケットが深く，縁下への対応が必要である． 歯槽骨吸収が著しい箇所もあることから，歯周外科治療も必要になることが予測され，歯科医師と治療計画について十分な検討が必要．
軟組織	O：特になし	
口腔清掃	O：PCR 73% O：ブラッシング回数：1日3回毎食後（飲酒した夜は磨かずに寝てしまう．） O：歯磨剤は使用．補助用具・洗口剤は使用していない（セルフケアアセスメント用紙より）．	PCRスコアは高く，適切なブラッシングが行われていない．プラークや歯石に関する知識は十分ではない． 現在のプラーク付着の状況からすると，今後，う蝕のリスクも考慮する必要がある． 補助用具・洗口剤を使用したことがなくTBIを受けた経験がないことから，基本的な指導が必要である． また，就寝前のブラッシングの重要性を説明し，生活習慣の改善を促すことも必要であろう．
栄養・食事	S：食事の内容に問題はない（セルフケアアセスメント用紙より） O：体型：標準　間食なし	セルフケアアセスメントや問診からは大きな問題はないと思われる．
摂食嚥下機能	O：「食事の際の不快感」と「食べ物が嚙みづらい」と時々感じている．（OHRQL評価表） S, O：嚥下時の問題はない	OHRQLの「食事・咀嚼」のスコアがやや高いことから咬合時の違和感がQOLに影響している．

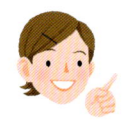

「歯科衛生ケアプロセス評価票」を使い，項目ごとにチェックして確認します．

アセスメントについて，下記の項目をチェック
- □ 基本情報の記載がなされているか（全身的，歯科的既往歴，主訴など）
- □ 必要な情報がもれなく収集されているか
- □ S：主観的情報，O：客観的情報を区別し，それぞれ記載されているか
- □ 情報と解釈・分析を区別して記載しているか
- □ 解釈・分析は情報から導かれた内容で，根拠に基づき適切になされているか

演習ノート 問題と原因を書き出してみましょう

❷ 歯科衛生診断

アセスメントの結果，歯科衛生診断を次の診断文で表現しました．

歯科衛生診断文
1. プラーク・歯石沈着　　に関連した　歯周組織の炎症
2. ブラッシングの知識不足　に関連した　う蝕のリスク

歯科衛生診断について下記の項目をチェック
- □ 病因句（病因・原因）は「～に関連した」で診断句（問題・状態）とつながっているか
- □ 歯科衛生士の専門領域内（歯科診断を含まない）で，歯科衛生介入で対応可能か
- □ アセスメントにおける情報収集，処理（解釈・分析）から導かれたものか
- □ 病因句と診断句のそれぞれの順序，内容は適切なものか
- □ 不適切な用語（法的・価値判断的）は使用されていないか

❸ 計画立案

歯科衛生診断	計画立案					実施・評価
	立案月日	優先順位	目標	歯科衛生介入	期待される結果	実施内容と評価
1. ブラーク・歯石沈着に関連した歯周組織の炎症 （原因・病因） （問題・状態）	●年6月1日	1	歯周組織の炎症が軽減する	①染出してプラーク沈着部位を確認してもらい，プラークコントロールの重要性を説明する ②現在のブラッシング方法を明らかにし，適切な歯ブラシの選択とスクラビング法について説明・デモを行う ③セルフケアとプロフェッショナルケアについて説明する ④歯肉縁上のスケーリング ⑤歯肉縁下のSRP ⑥3カ月後に再評価し，歯科医師と協議する	・プラークコントロールの意義を理解し，1日3回正しい方法でブラッシングを行う ・PCRが73％から30％以下に減少する（1カ月以内） ・BOP（＋）の部位が1/3に減少する ・PD4mm以上の歯数が1/2以下になる。（3カ月以内）	（実施内容については業務記録を参照） ・スクラビング法による1日3回のブラッシング習慣が確立（全面達成）． ・PCRが45％に減少（部分達成→TBI続行）臼歯歯間部と舌側のブラッシングテクニックが不十分．モチベーションを維持しながら，デモを繰り返し行う必要あり． ・BOP（＋）部位39％から26％に減少（部分達成→TBI続行）歯肉色の改善が認められるが，歯間部からの出血があるため，歯間部のブラッシング指導強化を図る ・PD4mm以上の歯数が30歯から21歯に減少（部分達成）歯科医師と協議し基本治療の続行あるいは歯周外科を検討する．
2. ブラッシングの知識・技術不足に関連したう蝕のリスク （原因・病因） （問題・状態）	●年6月1日	2	う蝕のリスクを軽減させる	①プラークの付着とう蝕のリスクについて説明する ②タフトブラシを用いたブラッシング方法を指導する ③フッ化物含有歯磨剤の使用について説明する ④デンタルフロスの使用法について説明する	・う蝕の原因とプラーク除去の重要性を理解する（2週以内） ・タフトブラシを正しく使用し，臼歯の充分なブラッシングを行える（1カ月以内） ・フッ化物含有歯磨剤を使用し，ブラッシングを行う．（1カ月以内） ・デンタルフロスを1日1回使用する．（2カ月以内）	（実施内容については業務記録を参照） ・う蝕の原因と予防について自分で説明することができた（全面達成）． ・タフトブラシの使用は習慣化されず（未達成→TBI続行）補助用具を追加指導する時期が早すぎたようなので，まずは歯ブラシの挿入角度を工夫して磨けるように指導する． ・フッ化物含有歯磨剤使用が習慣化された（全面達成） ・デンタルフロスはほとんど使用していない（未達成）．使用するタイミングについてていねいに説明を継続する．

原因・病因に対して歯科衛生介入を設定
→Ⅱ-3. p.47参照

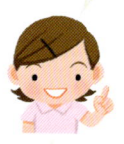

「目標」は問題・状態に対して設定
→Ⅱ-3. p.47参照．

計画立案について下記の項目をチェック

優先順位
☐立案年月日・優先順位の記載がなされているか
☐優先順位は適切であるか

目 標
☐ケアの全体的な理由（問題，状態の改善を目指すもの）となっているか
☐目標は実現可能なものであるか
☐歯科衛生診断と直接関連し，診断一つに対して，最低一つの目標設定があるか

歯科衛生介入
☐病因・原因に対しての歯科衛生介入であるか
☐介入を行う者は歯科衛生士であるか
☐処置，指導内容は具体的であるか

期待される結果
☐歯科衛生介入によってもたらされる結果であるか
☐主語は対象者または対象者の体の一部であるか
☐具体性があって評価が可能となる基準（量，質，回数等）が示されているか
☐現実的（実現可能）であるか
☐タイムリミットが設定されているか
☐対象者の意思が反映されているか

対象者の意思
☐対象者の意思が反映されているか

❹ 実施

歯科衛生介入の内容

○年
6/7　〈プラークコントロールの確立〉
●セルフケアの重要性を説明（ソフトタイプの歯ブラシ使用）
・執筆状把時によるスクラビング法・バス法を指導
・鏡で確認しながら，奥歯から順番に磨く
・1日3回ブラッシングする
・フッ化物配合歯磨剤の使用を指導

6/21　●セルフケアとプロフェッショナルケア併用の重要性を説明．スケーリング．
・智歯は小ブラシ（タフトブラシ）でブラッシングする
・デンタルフロス紹介

7/6　●プラーク除去と歯周病進行の関係を説明．スケーリング．
・タフトブラシは毎日使用していない様子

7/21　●臼歯部のデンタルフロス指導（精密検査・評価）

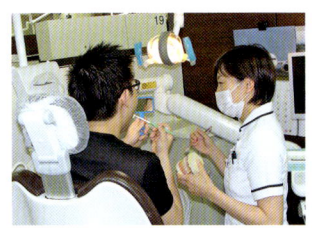

図Ⅲ-1-5　セルフケアの確認

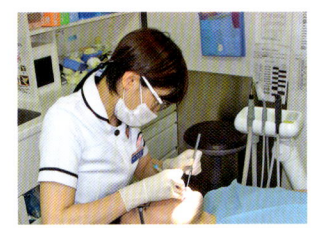

図Ⅲ-1-6　プロフェッショナルケアの実施

7/21	〈スケーリング・ルートプレーニング（SRP）〉 ・歯肉縁下プラーク・歯石について説明 ・浸潤麻酔下にてグレーシーキュレットを使用 ・根分岐部病変のある部分は超音波スケーラーのペリオチップを使用 ・歯肉縁下歯石の沈着していない部分はオーバーインスツルメントに注意 ●SRP#24-28
8/4	・TBI．歯ブラシを普通の硬さに変更する，ブラッシング圧，ストロークの指導． ●SRP#13, 12, 22, 23
8/12	・TBI．骨吸収と動揺について説明． ●SRP#18-14
8/30	（患者の希望もあり，予後不良の#17を歯科医師が抜歯する．） ・根分岐部病変について説明．
9/8	●SRP#34-38
9/29	●SRP#48-44 ・TBI．就寝前の歯間ブラシ使用習慣が得られた様子． ●SRP#43, 42, 32, 33
10/19	●（再評価）・歯科医師とともに患者と治療計画について検討．患者の希望により歯周外科治療をせずに，再SRP・ペリオフィールを使用しLDDSを行うことにした．

実施した内容は，業務記録にしっかりと記録します

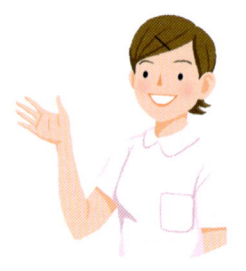

実施について下記の項目をチェック
☐対象者がモチベーションをもって行えるものであったか
☐歯科衛生ケアプランにおける歯科衛生介入の内容が実施されていたか
☐記録が適切に行われているか

❺ 評価

　プラークコントロール状態の改善はまだ十分ではないが，本人は意欲をもって口腔清掃に取り組んでいる．歯周基本治療により歯周組織の炎症や歯周ポケットの状態も改善した．今後セルフケアのさらなる改善につながるような関わりを心がけたい．

　口腔関連 QOL は歯周基本治療後 OHRQL 合計スコアが 0 となり，初診時の 11 点と比較し大幅に改善された．歯科衛生ケアプロセスを用いることにより，患者のニーズにあったケアへの意識が促されたと思われた．
（詳細は p.94 の表を参照）

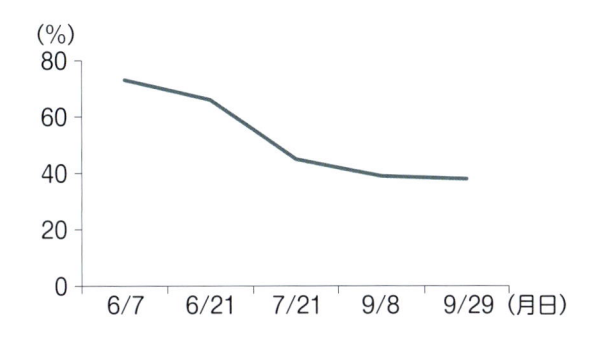

図Ⅲ-1-7　歯周基本治療中の O'Leary PCR（%）の変化

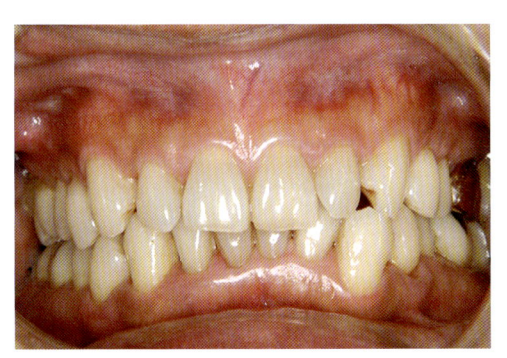

図Ⅲ-1-8　歯周基本治療後

評価について下記の項目をチェック
- □実際の介入結果と比較し，「期待される結果」への対象者の到達度を評価できたか
- □目標について達成度（全面的達成，部分的達成，未達成）を評価できたか
- □達成度が不十分な場合，それに対する対応が考察されているか

2 高齢者の症例

概要

78歳　男性　介護老人福祉施設入所

主訴・要望：（介護者より）生活全般の意欲が低下しているため，自発的に日常生活動作ができるようになってほしい．疾患の後遺症と考えられる嚥下機能低下（流涎，むせ）が気になる．また，歯列不正によりブラッシングがうまくできず，舌側に歯石が多量に沈着しているのが気になる．

全身既往歴：3年前に脳出血後遺症，10年前に高血圧症，前に肺がん手術，骨粗鬆症による腰椎圧迫骨折

医師の診断，意見：廃用性症候群　軽度の認知症

歯科的既往歴：脳出血発症前に，歯科受診の既往あり，詳細は不明．

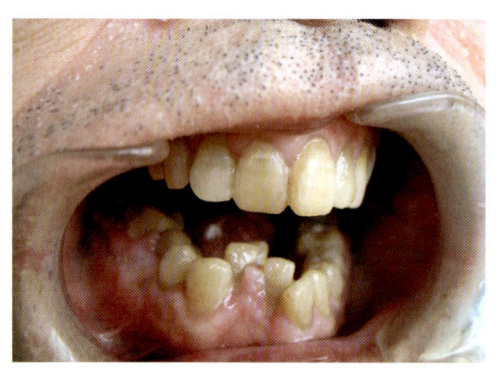

図Ⅲ-2-1　初診時の口腔内

△	△	△	/	/	/	/	/	/	/	Br	△	Br	△	△	△
8	7	6	5	4	3	2	1	1	2	3	4	5	6	7	8
△	In	CR	/	/	/	/	/	/	/	/	/	/	CR	AF	△

記入記号　／：健全歯　△：欠損　Br：ブリッジ　In・CR・AF：充填

図Ⅲ-2-2　口腔の検査表

「歯科衛生ケア アセスメント票」を使用したアセスメント

施設入所者や摂食嚥下機能に問題があると思われる対象者に適したアセスメント票を使った例です．

歯科衛生ケア アセスメント票				
基本的事項	フリガナ　　・・・・　・・・・ 氏名　　●●　●●	性別：① 男　2 女	初診日	H25　11/13
^	生年月日　M T Ⓢ H　〇〇年××月△△日生（78歳）			
^	主な病名： 脳出血後遺症，骨粗鬆症による腰椎圧迫骨折			
^	[麻痺の状況] 前　　後 ※左側上下肢軽度麻痺あり	【全身既応歴】 脳出血後遺症，骨粗鬆症による腰椎圧迫骨折，高血圧症，認知症 [服薬状況] 降圧剤，胃酸分泌抑制剤，アルツハイマー型認知症治療薬 [医療器具装着] 特になし		
記載者	初回（1回目）　11/18 氏名　〇〇　〇〇		評価時（2回目）　H26　3/22 氏名　〇〇　〇〇	

Ⅰ．全身所見　　　　　　　　　　　　　　　　　　　　　　　　　　（補足事項）

口腔外所見		初回 （1回目）	評価時 （2回目）	
	1）寝たきり度ランク（ADLランク） 0. 正常　　　　　　　　　　　※A1・2：いわゆる House bound 1. J1 自立　：交通機関で外出　B1・2：いわゆる Chair bound 2. J　　　：近隣へ外出　　　C1・2：いわゆる Bed bound 3. A1 準寝たきり：屋内自立，介助で外出 4. A2　　：屋内自立，外出頻度少 5. B1 寝たきり：屋内要介助，移乗自立 6. B2　　：屋内要介助，移乗要介助 7. C1　　：寝返り可 8. C2　　：寝返り不可	H25 11/18 5．B1	H26 3/22 6．B2	
	2）認知症ランク 0. 正常 1. Ⅰ：認知症を有するがほぼ自立 2. Ⅱ：日常生活に支障を来たす症状・行動が<u>多少みられるが，注意していれば自立できる</u> 3. Ⅱa：家庭外でⅡの状態がみられる 4. Ⅱb：家庭内でもⅡの状態がみられる 5. Ⅲ：日常生活に支障を来たす症状・行動が<u>ときどきみられ介助を必要とする</u> 6. Ⅲa：日中を中心としてⅢの状態がみられる 7. Ⅲb：夜中を中心としてⅢの状態がみられる 8. Ⅳ：日常生活に支障を来たす症状・行動が<u>頻繁にみられ常に介助を必要とする</u> 9. M：著しい精神症状や問題行動，重篤や身体疾患がみられ専門医療を必要とする	4．Ⅱb	6．Ⅲa	

※歯科衛生士のための摂食・嚥下リハビリテーション一部改変

		初回（1回目）	評価時（2回目）	（補足事項）
		H25 11/18	H26 3/22	
歯科的診査	1）歯肉の炎症 0. なし　1. あり（1. 発赤　2. 腫脹　3. 自然出血　4. 退縮　5. 増殖）	1.2.3.5	1.2.5	歯面全面の歯石を除去した
	2）歯垢の付着状況 0. なし・1. 歯面1/3以内・2. 歯面1/3〜2/3・3. 歯面2/3以上	3	1	
	3）歯石の付着状況 0. なし・1. 歯面1/3以内・2. 歯面1/3〜2/3・3. 歯面2/3以上	3	0	
	4）口臭の程度　0. ない 　　　　　　　　1. 口元から15 cmで感じる 　　　　　　　　2. 口元から30 cmで感じる 　　　　　　　　3. 口元から30 cmで強く感じる	2	0	
	5）口腔粘膜の異常 0. なし・1. あり（1. 歯肉　2. 舌　3. その他粘膜　4. 全体）	0	0	
	6）口腔の乾燥 (1) 口唇・口角：0. なし　1. あり （1. 口唇が乾燥　2. 口唇にひび割れ　3. 口唇・口角からの出血） (2) 口腔粘膜：0. なし・1. あり（1. やや乾燥　2. 乾燥）	1　0	0　0	口唇がやや乾燥
	7）舌苔の付着 0. 舌の1/3以下　1. 1/3〜2/3　2. 2/3以上	0	0	
	8）痰の付着 (1) 口蓋：0. ない　1. 少量　2. 多量 (2) 咽頭部：0. ない　1. 少量　2. 多量	0　0	0　0	
	Ⅲ．歯科衛生ケア基本診査	初回（1回目）	評価時（2回目）	（補足事項）
		H25 11/18	H26 3/22	
口腔清掃	1）うがい操作 0. 力強くできる　1. 力が弱い　2. できない	1	1	介護者の誘導で実施 指示があればブラッシングを行う
	2）ブラッシングの回数 0. 毎食後　1. 1日2回　2. 1日1回　3. 時々 （ブラッシング法：　　　　　　　　　　　）	0	0	
	3）食物残渣　0. ない　1. 少しある　2. 多量	2	1	
	4）歯ブラシ操作　0. できる　1. 少しできる　2. できない	1	0	
	6）洗口剤・含嗽剤の使用　0. あり　1. なし	0	0	
	7）口腔清掃のADL（手指腕の動き） (1) 左手　0. できる　1. 少しできる　2. できない (2) 右手　0. できる　1. 少しできる　2. できない	左1　右0	左1　右0	
	8）清掃の意志 0. ある　1. 少しある　2. ない　3. 嫌がる	1	1	
咬合と義歯	1）咬合の状態（嚙み合う歯の数） 0. よい（10歯以上）　1. 少ない（5歯以上） 2. ほとんどない（4歯以下）	0	0	義歯なし
	2）義歯の使用 0. 有効に使用している　1. 有効に使用していない 2. 使用していない	2	2	
	3）義歯の安定　0. よい　1. 少し悪い　2. 悪い			
	4）義歯の清掃　0. よい　1. 少し悪い　2. 悪い			
	5）義歯の着脱　0. 上手にできる　1. 少し困難　2. 困難			

2 高齢者の症例

摂食・嚥下機能	1) 摂食時の状態 0. 食卓で自立　1. 食卓で介助　2. ベッド上座位で自立 3. ベッド上座位で介助　4. ベッド上横臥位で介助	0	1	一部食べ残しがあり，声かけをする
	2) 摂食・嚥下時の姿勢 0. よい　1. 少し悪い　2. 悪い	0	0	
	3) 食事の形態 0. 普通食　流動食等（1. きざみ食　2. お粥 3. ミキサー食　4. 流動食） 5. 治療食　6. 経管栄養　7. 経静脈栄養　8. 胃瘻造設	0	0	副食は一部軟食
	4) 食欲　0. 普通　1. やや少ない　2. ない.	0	1	
	5) 栄養状態　0. よい　1. 少し悪い　2. 悪い	0	0	
	6) 咀嚼の回数（一口の回数） 0.よく嚙む（30 回以上）　1. 少し嚙む（5〜29 回） 2.ほとんど嚙まない（5 回以下）	1	1	
	7) 摂食関連筋の動き　0. よい　1. 少し悪い　2. 悪い	0	0	
	8) 舌の動き　0. よい　1. 少し悪い　2. 悪い	1	0	
	9) 顔面皮膚の状況　0. 異常なし　異常あり（1. 唇　2. 頰　3. 額）	0	0	
	10) 食べこぼし　0. ない　1. 少し　2. 多量	2	1	
	11) 1 回毎の食物残留　0. ない　1. 少し　2. 多量	0	0	
	12) 咳（咳嗽）運動 0. できる　1. 少しできる　2. できない	0	0	力が弱い
	13) 反復唾液嚥下テスト（RSST）	2 回/30 秒	2 回/30 秒	
構音機能	1) 言葉の状態　0. 明瞭　1. 少し明瞭　2. 不明瞭	0	0	
	2) 会話する機会 0. ある　1. 少ない　2. ほとんどない	2	1	
	3) 会話時の歯や義歯の状態 0. 安定　1. 少し不安定　2. 不安定	0	0	
	4) 会話時の唇舌の動き 0. よい　1. 少し悪い　2. 悪い	1	1	
	5) 軟口蓋の動き　0. よい　1. 少し悪い　2. 悪い	0	0	

（日本歯科衛生士会監修：歯科衛生士のための摂食・嚥下障害リハビリテーション．医歯薬出版，2011，一部改変）

1 展開例

❶ アセスメント

分類	主観的情報（S）客観的情報（O）	解釈・分析
全身状態	S：脳出血後遺症，骨粗鬆症による腰椎圧迫骨折，高血圧症，認知症 O：四肢軽度麻痺（手指機能は歯ブラシ把持可能，下肢は腰椎圧迫骨折により歩行器介助にて短距離可能） 降圧剤，胃酸分泌抑制剤，アルツハイマー型認知症治療薬を服用 ADLは見守り，一部介助	脳出血後遺症による心身機能面，骨粗鬆症による腰椎圧迫骨折のためのADL低下，常用薬服用について主治医，介護職員に確認する必要がある．また，歯科的既往歴は歯科医師に確認
心理・社会・行動面	S：会社勤務の頃は"釣り"が趣味 　　今は「何もしたくない」 O：車椅子上で静かに目を閉じて問いかけに対し口数も少ない	日常生活において積極的な行動はみられない．声かけに対して耳を傾け，指示されたことは静かにゆっくりと一つひとつ行動をとっている様子． 日中の行動から孤立を避ける必要があると思われる．
口腔外の状態	S：座位でうつむき状態（介護者より） O：顔の表情が乏しい 　　常に目を閉じて開口状態である 　　声かけをしないと常に目を閉じて開口状態である． 　　（ADL：見守り，一部介助）	
歯の状態	O：上顎左右臼歯欠損，義歯の使用なし，歯列不正（叢生） O：歯石沈着	上顎臼歯欠損により咀嚼が困難であると考える．義歯作製が可能かどうか歯科医師に確認
歯周組織	O：歯肉の発赤・腫脹・増殖・出血	歯間乳頭部の歯肉増殖・肥大は，薬物副作用の影響も考えられるので歯科医師に確認 再度，服薬についても確認
軟組織	O：特になし	
口腔清掃	S：歯磨きは3回/1日（体力が続く限りブラッシングしている）歯磨剤とデンタルリンスを併用している． O：特定の部位のみブラッシング，介護者により仕上げ磨き O：プラーク・歯石・舌苔の付着	軽度な麻痺により叢生の歯に対しての適切なブラッシング方法が行われていないのではないか． 操作方法について再確認が必要と思われる．
栄養・食事	S：「ステーキ」が食べたいと小声で話す O：時には介助による食事摂取，食事形態は常食（一部軟食）で通常の二分の一程度の量で時間をかけて完食	食事環境の改善について配慮する必要がある．（覚醒，適切な食事形態，食事量，食器具の工夫，摂食姿勢，食事時間など）

2 高齢者の症例

アセスメント		
分類	主観的情報（S）客観的情報（O）	解釈・分析
摂食嚥下機能	O：飲み込みに時間がかかる　唾液量が多く流涎とむせがある	上顎に欠損歯があるため義歯なしでは咀嚼率が低いと思われる．義歯を作製していない原因も探る必要がある．原疾患による流涎と思わるため施設内でのスクリーニング検査が必要と思われる．"むせ"についても同様に検査が必要と思われる．

器質的な問題は，歯肉に発赤・腫脹が認められることです．原因は下顎前歯が叢生のため，適切なブラッシングが行われておらず，プラークが付着しているためと考えられます

機能的な問題としては，準備期・口腔期の運動機能低下により，むせが認められることがあげられます．また，流涎も問題となっていますね

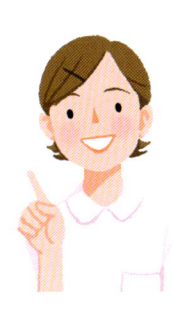

アセスメントについて下記の項目をチェック
- □基本情報の記載がなされているか（既往歴，主訴など）
- □必要な情報がもれなく収集されているか
- □S：主観的情報，O：客観的情報を区別し，それぞれ的確に記載されているか
- □情報と解釈・分析を区別して記載しているか
- □解釈・分析は情報から導かれた内容で，根拠に基づき適切になされているか

今回の症例では，以上のアセスメント内容を「歯科衛生ヒューマンニーズ・アセスメント用紙」も使用して確認していきます．歯科衛生の視点が盛り込まれているか，多角的なアセスメントとなっているか，などについて確認することができます．

歯科衛生ヒューマンニーズアセスメント用紙

1. 顔や口腔に関する全体的なイメージ
次の項目のイメージに関して不満をもっている
☐ 歯　　☑ 歯肉
☑ 顔貌　☐ 口臭
☐ その他 _____

2. 健康上のリスクに対する防御
☐ 速やかに専門家に紹介する必要性
☐ 緊急処置の必要性
☐ 血圧，その他バイタルサインの異常
☐ 抗生物質の前投薬
☐ 抗凝固剤などの服用
☑ 摂食嚥下障害
☐ その他 _____

3. 生物学的に安定した歯，歯列
☑ 咀嚼が困難
☐ 不適合修復物・補綴物
☐ 外傷
☐ 摩耗，咬耗，侵蝕
☑ 歯の欠損
☐ う蝕（C₂以上）
☐ 咬合性外傷・動揺（2度以上）
☐ その他 _____

4. 頭頸部の皮膚，粘膜の安定
☐ 口腔外の病変
☐ 歯肉歯槽粘膜の問題（付着歯肉，小帯その他）
☐ 口腔乾燥症
☐ プロービングデプス4mm以上の歯周ポケット

☑ 歯肉の発赤・腫脹
☐ プロービング時の出血
☐ その他 _____

5. 頭頸部の疼痛からの解放
☐ 口腔内外の疼痛，知覚の異常
☐ その他 _____

6. 不安やストレスからの解放
下記について不安を訴えたり，示したりする
☐ 歯科医師や歯科衛生士との対応
☐ プライバシー
☐ 料金，以前の歯科受診の経験
☐ 歯科材料，エックス線写真
☐ 感染予防
☑ その他　施設入所に伴う帰宅願望

7. 口腔の健康に関する責任
☐ 不適切な口腔の保健行動
☑ プラーク，歯石の存在
☐ 口腔衛生に関する不十分な保護者の監督
☐ 過去2年間，歯科を受診していない
☐ その他 _____

8. 概念化と理解
☐ 口腔疾患について関心が低い
☑ 知識，認識に問題
☐ 歯科衛生ケアやセルフケアについて質問
☐ その他 _____

> 演習ノート　問題と原因を書き出してみましょう

❷ 歯科衛生診断

　「歯科衛生ヒューマンニーズアセスメント用紙」では，HN1〜HN4，HN6〜HN8のニーズ（問題）が満たされていないことが明らかとなりました．
　今回，担当歯科衛生士は，重要な問題を2つに絞り，次のような歯科衛生診断を考えました．

> **歯科衛生診断文**
> 1. 準備期・口腔期の運動機能低下（障害）　に関連した　流涎とむせ
> 2. 手指の運動機能の制限　に関連した　プラーク沈着の増加

　HN3については，歯科的な介入が必要なため歯科医師と相談し，HN6については，家族と施設側と話し合いが必要です．HN8については，認知症のため，限界もあるが，本人と家族にわかりやすい説明を行うこととしました．

> **下記の項目をチェック**
> □病因句（病因・原因）は「〜に関連した」で診断句（問題・状態）とつながっているか
> □歯科衛生の専門領域内（歯科診断を含まない）で，歯科衛生介入で対応可能か
> □アセスメントにおける情報収集，処理（解釈・分析）から導かれたものか
> □病因句と診断句のそれぞれの順序，内容は適切なものか
> □不適切な用語（法的・価値判断的）は使用されていないか

⚠️ **Attention!**　この症例を担当した歯科衛生士は，「**脳出血後遺症に関連した生活全般の意欲の低下**」という歯科衛生診断も検討しました．意欲の低下が一番大きな問題であり，これが解決しないと，歯科衛生関連の問題に対してアプローチすることは難しいので理解できます．しかし，このような診断文から導きだされる歯科衛生介入は原因として表現された「脳出血後遺症」に対して行うこととなり，歯科衛生士の業務範囲を考えると対応が困難となります．
これに対しては2つの考え方があります．
1. この診断文を活かす場合は，歯科衛生介入は，脳出血後遺症の改善のために他職種と協働するような内容になるでしょう．
2. 歯科衛生士が解決しうる具体性のある診断に変更することも検討します．
　たとえば「上腕および手指の機能低下に関連したブラッシング意欲の低下」などが考えられると思います．

❸ 計画立案

歯科衛生診断	計画立案					実施・評価
	立案月日	優先順位	目標	歯科衛生介入	期待される結果	実施内容と評価
1. 準備期・口腔期の運動機能低下（原因・病因）（障害）に関連した流涎とむせ（問題・状態）	●年11月20日	1	流涎とむせが少なくなる	1）姿勢・体位の確認 2）準備期への対応：介入は本人ならびに介護者への説明と支援 ・口唇・頬・舌の筋刺激訓練：受動 ・半能動・能動的刺激法 ・筋力増強訓練：ボタン訓練 3）口腔期への対応：介入は本人ならびに介護者への説明と支援 ・構音訓練：「パ」「タ」「カ」の発声 ・空嚥下：唾液の嚥下	1）口唇・頬の筋刺激訓練は手本を示し，食前に各部10回マッサージ（軽擦，強擦，揉捏，振戦，叩打）を行う（1カ月以内） 2）ボタン訓練は手本を示し，その後自力で行い口唇の強度を量りで測定する（3カ月以内） 3）検査機器を用いて，口唇音「パ」，舌尖音「タ」，奥舌音「カ」の発声訓練を5秒間行う（3カ月以内） 4）唾液嚥下を促し，喉頭挙上を確認しながら口腔期，咽頭期，食道期までの一連の嚥下パターンの獲得につなげる（3カ月以内）	介護者に口唇，頬の筋刺激訓練を指導し，各マッサージを食前に実施し，本人は抵抗なく訓練を受けている．（全面達成）今後も口輪筋周囲の訓練が必要である． 　週3回のボタン訓練は予想以上に口唇閉鎖の強度が高く1kgであった． 　構音訓練は器械検査法を利用したが無声音に近い状態で数値が確認できない．（未達成）器械なしでの発声訓練を実施したが，口唇・舌の動き，力が弱いため訓練法は再検討が必要である． 　唾液嚥下はスムーズにできるときと"むせる"ときの割合は前者が多かった．（部分達成）目的を達成するために喉頭挙上訓練を検討する必要がある．
2. 手指の運動機能の制限に関連したプラーク沈着の増加（原因・病因）（問題・状態）	●年11月20日	2	プラークが減少する	1）プラークの為害性，口臭との関係について説明する 2）対象者の残存機能を活かした口腔清掃法の指導 3）介護者への仕上げ磨きの指導 4）歯科衛生士による口腔清掃の実施 ・1週間に1回仕上げ磨きを実施 ・スケーリング，PTCの実施	1）プラークと口臭の関連について説明できる（2週間以内） 2）1日3回食後の適切なブラッシングをする（2週間以内） 3）残存歯に歯ブラシをあててプラークを除去できる（1カ月以内） 4）舌の清掃は歯ブラシを用いてできる（1カ月以内）	自ら進んで食後のブラッシングはできないが，声かけをすることで毎食後歯ブラシを把持し清掃する習慣は身につき口臭も減少した（全面達成）． 　舌清掃は意義，目的が理解されずブラシの動かし方もできない状態であるため，歯ブラシを本人にもたせ手首支え磨きで動き，清掃法を理解させる必要がある（未達成）．

計画立案について下記の項目をチェック
優先順位
□立案年月日・優先順位の記載がなされているか
□優先順位は適切であるか
目　標
□ケアの全体的な理由（問題，状態の改善を目指すもの）となっているか
□目標は実現可能なものであるか
□歯科衛生診断と直接関連し，診断一つに対して，最低一つの目標設定があるか
歯科衛生介入
□病因・原因に対しての歯科衛生介入であるか
□介入を行う者は歯科衛生士であるか
□処置，指導内容は具体的であるか
期待される結果
□歯科衛生介入によってもたらされる結果であるか
□主語は対象者または対象者の体の一部であるか
□具体性があって評価が可能となる基準（量，質，回数等）が示されているか
□現実的（実現可能）であるか
□タイムリミットが設定されているか
対象者の意思
□対象者の意思が反映されているか

❹ 実施

実施内容の要点

項目	実施内容
機能訓練	・ボタン訓練を毎日行った． ・発声訓練を毎日行った． ・空嚥下を促し，嚥下パターンの獲得につなげた．
口腔清掃指導	・歯ブラシの使用法を指導した． ・舌清掃を1日1回行うように指導した（介護者にも）． ・介護者に仕上げ磨きについて指導した．
歯周病の治療	・スケーリングとPTCを行った．

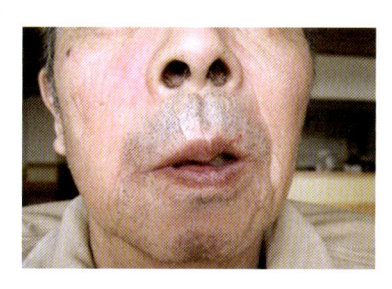

図Ⅲ-2-3　介入中の口唇閉鎖不全

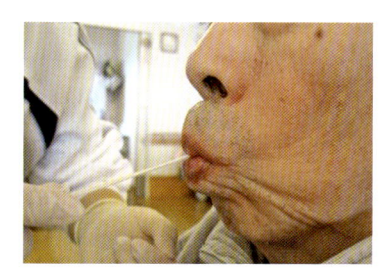

図Ⅲ-2-4　ボタン訓練

```
実施について下記の項目をチェック
□対象者がモチベーションを持って行えるものであったか
□歯科衛生ケアプランにおける歯科衛生介入の内容が実施されていたか
□記録が適切に行われているか
```

❺ 評価

　自らすすんで食後のブラッシングはできないが歯ブラシを準備し，声かけすることで歯ブラシを把持し，口腔内で動かすことはできた．顔の表情が乏しかった対象者だったのが口腔環境を見守ってくれる歯科衛生士に嬉しそうに声をかけてくれ発語が多くなってきた．
（詳細は p.106 の表を参照）

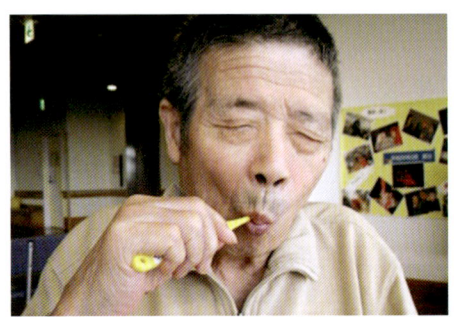

図Ⅲ-2-5　介入後のブラッシングの様子

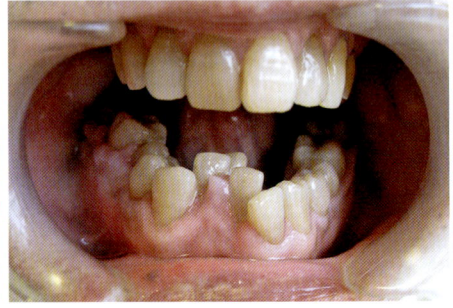

図Ⅲ-2-6　4カ月後の口腔内

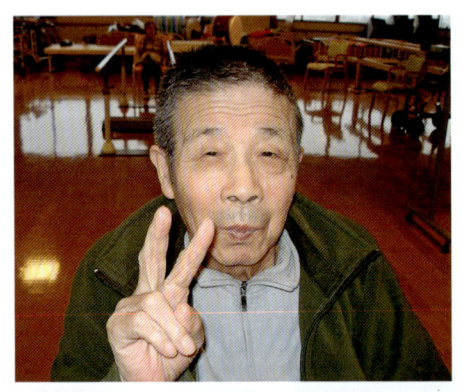

図Ⅲ-2-7　介入後の対象者
（お写真はご本人およびご家族の許可を得て掲載しています）

```
評価について下記の項目をチェック
□実際の介入結果と比較し，「期待される結果」への対象者の到達度を評価できたか
□目標について達成度（全面的達成，部分的達成，未達成）を評価できたか
□達成度が不十分な場合，それに対する対応が考察されているか
```

文献

1) 社団法人日本歯科衛生士会監修：歯科衛生士のための摂食・嚥下障害リハビリテーション．医歯薬出版，東京，2013，p.114-134.
2) 全国歯科衛生士教育協議会監修：障害者歯科第2版．医歯薬出版，東京，2013，p.155-170.
3) 下野正基監修，佐藤陽子，齋藤　淳編著：歯科衛生ケアプロセス．医歯薬出版，東京，2007．

3 小児の症例

概要

8歳　女児

主訴：（母親より）むし歯がある

全身既往歴：特記事項なし

歯科的既往歴：6歳の時，う蝕治療のため受診．治療の際激しく抵抗したため治療を断念．サホライドの塗布のみを行った．

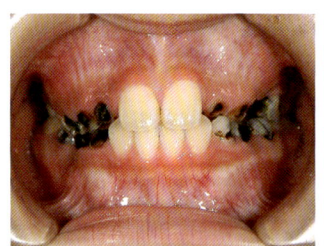

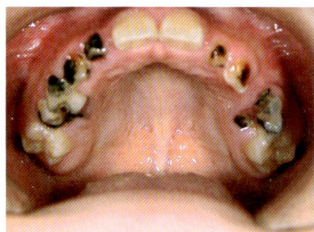

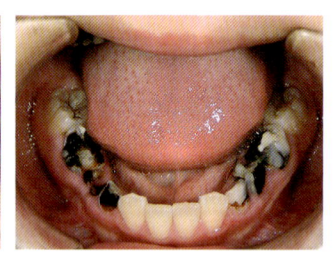

図Ⅲ-3-1　初診時の口腔内

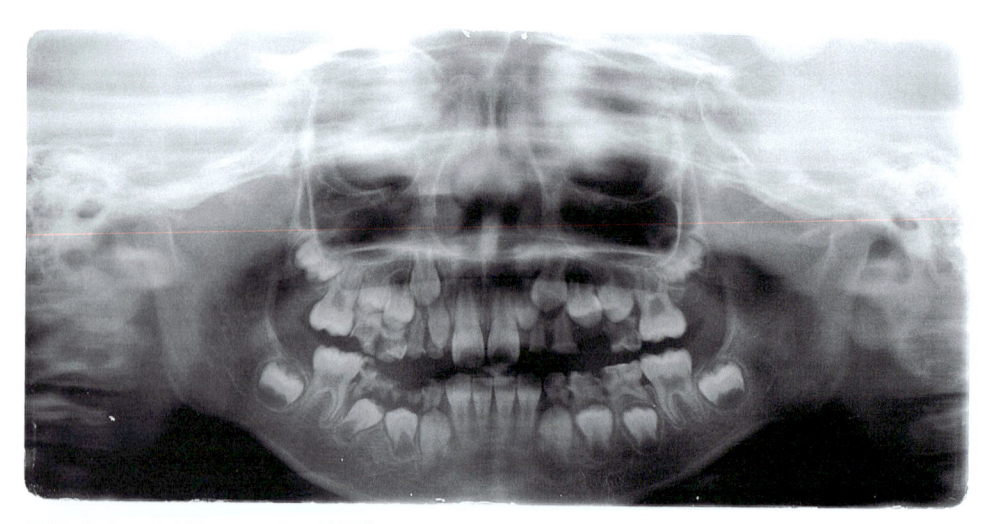

図Ⅲ-3-2　パノラマエックス線写真

3　小児の症例

診　査　票

●●●●歯科クリニック

カルテ No. ＿＿＿＿＿＿＿＿＿　　患者名　　I.K.＿＿＿＿＿

診査日　●年　7月　●日（ 8歳　0カ月）

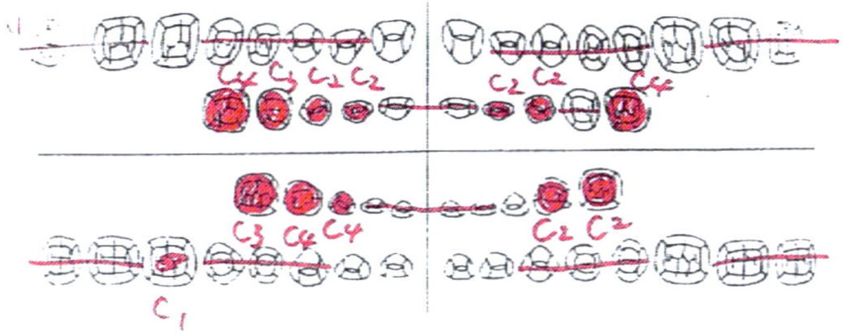

正中線　　　　　：上顎（ Neutro ），下顎（ Neutro ）
前歯咬み合わせ　（正常）切端・反対・上顎前突・他（　　　　　）
臼歯部咬み合わせ：（　M₁：I級　）
口腔清掃状態　　：　良　　不良（　　　　　　）
その他問題点　　：

治療方針：＿＿＿＿＿＿＿＿＿＿＿＿＿＿＿＿＿＿＿＿＿＿

次回予約

図Ⅲ-3-3　口腔内診査票

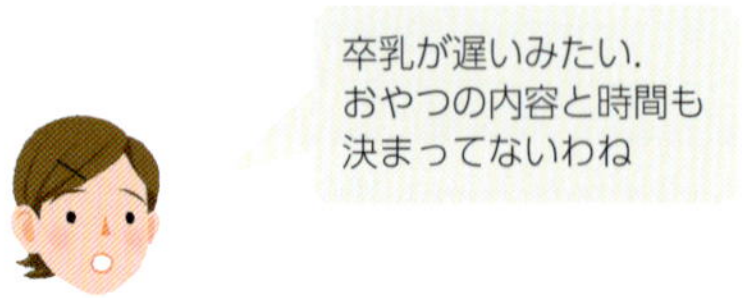

> 卒乳が遅いみたい.
> おやつの内容と時間も
> 決まってないわね

問 診 票

●●●●●●歯科クリニック

初診日	● 年　●月　●日
お子様のお名前（フリガナ）	I.K.　　　　　　　　（男・㊛）　●年　●月　●日生（　8歳　　カ月）
保護者名	職業　　　　　　　　（年齢　　歳）
記入者名	お子様との続柄　母
住所	
Tel.	自宅　　　　　　　携帯

ご記入いただいた内容は診療の参考にさせていただくだけで，秘密厳守いたしますので正確にお答え下さい

1. 今回の受診目的はなんですか？
   - ☑むし歯がある　　　　　□検診してほしい　　　　□歯並びについて
   - □痛いところがある　　　□定期的な管理をしてほしい
   - □予防処置をしてほしい　□その他（　　　　　　　　　　　）

2. 出生歴　　　　：お子様の妊娠中，出生時の状態について
   ①妊娠中にお母様の病気，事故等がありましたか？
   　□はい　：妊娠中毒，感染症，貧血，事故，その他（　　　　　　　　　）
   　☑いいえ

   ②妊娠中に薬を常用しましたか？　☑いいえ　□はい（　　　　　　　　）
   ③分娩出生時の状態　　　　　　□早産　☑安産　□吸引分娩　□帝王切開　□仮死
   ④出生時体重（　　　2,520　　　グラム）

3. 既往歴
   ①次の病気のうち，現在あるいはこれまでかかったことのあるものはチェックを入れ，その年齢を記入して下さい
   　□はしか（　　歳）　□風疹（　　歳）　□肺炎（　　歳）　□心疾患（　　歳）
   　□喘息（　　歳）　　□てんかん（　　歳）　□肝炎（　　歳）　□鼻疾患（　　歳）
   　□アトピー（　　歳）□血液疾患（　　歳）□腎疾患（　　歳）□発達障害（　　　）
   　□先天性疾患（　　　　　　　　）　☑その他　水とう　7才　　　　　　　　　）

   ②じんましんや湿疹ができやすいですか？　　□はい　☑いいえ
   ③アレルギーがありますか？　　　　　　　　□はい（何に　　　　）☑いいえ
   ④薬を常用していますか？　　　　　　　　　□はい（薬品名　　　）☑いいえ
   ⑤けがをしたとき血が止まりにくいですか？　□はい　☑いいえ
   ⑥小児科で注意を要するといわれていることがありますか？
   　□はい（　　　　　　　　　　　　　　　　　）☑いいえ
   ⑦かかりつけの小児科はどこですか？（　○○クリニック　　　　　　　　　）
   ⑧歯科受診をしたことがありますか？　☑はい（目的　むし歯治療　）□いいえ
   ⑨麻酔の注射をしましたか？　　　　　☑はい
   ⑩顔や口，歯を強く打ったことがありますか？　□はい　☑いいえ

図Ⅲ-3-4　問診票

> 歯科医院が怖いのかな．どんなことが怖いんだろう．
> 仕上げ磨きの頻度はどれくらいかな

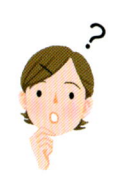

4. 哺乳について
   ①哺乳の状態　　□母乳　　　□人工ミルク　　☑混合乳
   　離乳開始（ 9～10 カ月頃）　　卒乳（ 2 歳 6 カ月）
   ②哺乳瓶で乳酸飲料，スポーツドリンクを飲ませていますか？あるいは飲ませていたことがありますか？　☑はい（いつ頃？ 3才頃から　種類　　　　　　　　　　　　　）　□いいえ

5. おやつの時間は　　□決めている（いつ　　　　　　　　　　）　☑決めていない

6. 1日のおやつの回数は何回？　　□食べない　　□1回　　☑2回　　□3回以上

7. おやつとしてよく食べるものは？
   ☑菓子パン　　□ケーキ類　　☑クッキー　　☑スナック菓子　　☑おせんべい
   □和菓子　　□キャラメル・アメ　　☑チョコレート　　☑ゼリー・プリン　　□グミ
   ☑ヨーグルト　　☑果物　　☑ジュース　　□スポーツドリンク　　□乳酸飲料

8. 日中口を開けていることが多いですか？　　□はい　　☑いいえ

9. 指しゃぶり，おしゃぶり，爪かみの癖はありますか？　　□はい　　☑いいえ

10. 家族でかみ合わせや歯並びの悪い人はいますか？　　□はい　　☑いいえ
    　　　　　　はいと答えた人：歯並びの悪い人は誰ですか？（　　　　　　　　）
    　　　　　　　　状態（受け口　出っ歯　乱ぐい歯　その他）

11. 歯磨きは一日何回？　　　回（□朝食前　☑朝食後　☑昼食後　□夕食後　☑就寝前）

12. 歯磨きの介助をしますか？　　□毎回する　　☑時々する　　□全くしない

13. 歯磨き剤を使っていますか？　　☑はい　　　□いいえ

14. フッ素によるむし歯予防処置を希望しますか？　☑はい　　□いいえ（理由　　　　　）

15. 当院は定期健診を原則としていますが，希望しますか？
    ☑はい　　　□いいえ（理由　　　　　　　　　　　　　　　　　　　　　　　）

16. お子様の歯科治療の進め方についてどのようにご希望されますか？
    □回数をかけてトレーニングしながら　　□ある程度の抑制は仕方ない
    ☑できるだけ少ない回数で　　　　　　☑きちんと説明しながら
    □その他希望すること（ こわがっています　　　　　　　　　　　　　　　　）

17. 当院をどのようにして知りましたか？
    □ホームページ　　□タウンページ　　☑紹介（どなたから？　保健師さんから　　）
    □看板　　　　　□通りすがりに　　□その他（　　　　　　　　）

18. その他，担当医に望むことがありましたらご記入ください
    （　　　　　　　　　　　　　　　　　　　　　　　　　　　　　　　　　）
    　　　　　　　　　　　　　　　　　　　　　ご協力ありがとうございました

❶ アセスメント

アセスメント		
分類	主観的情報（S）客観的情報（O）	解釈・分析
全身状態	O：特記事項なし	
心理・社会・行動面	S：以前抑制下での治療を強いられ，それから歯科受診を拒否するようになった O：診療室入室時の患児はとても緊張していて，不安そうな様子〈母親〉 S：歯医者は苦手 O：性格　細かいことは気にしないような明るい性格 **〈家族構成〉** O：弟5歳（3カ月），妹3歳（9カ月） 現在は同居していないが，20歳と19歳の兄がいる． O：弟と妹の口腔内に多数のう蝕が認められる．	・患児は過去の歯科治療の体験から，歯科治療に対して不信感があるため，治療に対して協力が得られない可能性がある． ・治療を途中で中断した背景には，保護者の歯科疾患に対する認識の低さがうかがえる
口腔外の状態	O：特記事項なし	
歯の状態	S：むし歯がある（母親より）〈主訴〉 O：歯式参照　う蝕　13歯（永久歯1歯を含む） O：う蝕の進行により歯冠が崩壊している乳歯が多数ある． エックス線写真所見 O：下顎右側乳臼歯の根尖病巣がある O：永久歯の数は過不足なくそろっている	・保存が困難な（治療が不可能な）乳歯は抜歯の必要がある（歯科医師の判断） ・抜歯後永久歯の萌出まで時間がかかり，永久歯の萌出のスペースが足りなくなる可能性が高い ・乳臼歯の歯根吸収は感染根管によるもの（歯科医師） ・根尖病巣（左下DE）のため後継永久歯の萌出方向が影響を受ける可能性
歯周組織	O：軽度の歯肉の炎症が認められる	・プラークの沈着によるものと思われる
軟組織	O：特記事項なし	
口腔清掃	S：仕上げ磨きは母親が時々行っている S：仕上げ磨きと患児による歯磨きは同じ歯ブラシを使用している O：歯ブラシは子供用のキャラクター歯ブラシで毛先が開いている O：歯磨きの回数　3回/日（朝食後，昼食後，就寝前：主に本人が行う） 3歳頃から母親による仕上げ磨きは毎日は行われていない． S：フッ素配合は，気にしたことがない（母親）． O：プラークは歯面1/3に厚みあり付着	・母親による仕上げ磨きの回数が少なく，また歯ブラシは清掃効果が低く，プラークコントロールが不十分な可能性が高い． ・プラークの量は間食と関連しているのではないか（栄養・食事参照）

栄養・食事	S：間食回数　2〜3回／日，時間は決めていない． S：内容　おもに，菓子パンやスナック菓子，チョコレート類　一緒にジュースを飲むことが多い 他　せんべい，ゼリー，プリン，果物など	・間食の内容は，口腔内に定着しやすいもので，時間の制限が設けられておらず，う蝕が多発する環境ではないか． ・間食は砂糖の含有量と摂取量ともに多く，内容に配慮されていないのは保護者が，う蝕の原因要素の意識，知識が低いからではないか． ・幼いころより年上のきょうだいと同様に砂糖含有量の多いおやつを摂取していることで患児のう蝕罹患リスクが高まった可能性がある

アセスメントについて下記の項目をチェック
- □基本情報の記載がなされているか（全身的，歯科的既往歴，主訴など）
- □必要な情報がもれなく収集されているか
- □S：主観的情報，O：客観的情報を区別し，それぞれ記載されているか
- □情報と解釈・分析を区別して記載しているか
- □解釈・分析は情報から導かれた内容で，根拠に基づき適切になされているか

⚠️ **Attention!** アセスメントの内容から歯科衛生診断が導き出しにくい場合は，「歯科衛生ヒューマンニーズ・アセスメント用紙」を活用してチェックすることによって，歯科衛生診断を考える材料とすることができます．
本症例では，その結果，以下のニーズが満たされていないことがわかりました．
HN3　生物学的に安定した歯・歯列
HN6　不安やストレスからの解放
HN7　口腔の健康に関する責任
HN8　概念化と理解

演習ノート　問題と原因を書き出してみましょう

❷ 歯科衛生診断

アセスメントの結果，歯科衛生診断を次の診断文で表現しました．

歯科衛生診断文
1. 歯科に対する恐怖心に　　関連した　治療への協力不足
2. 保護者の知識不足に　　　関連した　食生活の乱れ
3. 保護者の不十分な管理に　関連した　多数歯う蝕

下記の項目をチェック
- □病因句（病因・原因）は「〜に関連した」で診断句（問題・状態）とつながっているか
- □歯科衛生士の専門領域内（歯科診断を含まない）で，歯科衛生介入で対応可能か
- □アセスメントにおける情報収集，処理（解釈・分析）から導かれたものか
- □病因句と診断句のそれぞれの順序，内容は適切なものか
- □不適切な用語（法的・価値判断的）は使用されていないか

⚠ **Attention!** 　この症例を担当した歯科衛生士は，もう一つ「乳歯の早期喪失に関連した永久歯の萌出余地減少のリスク」という歯科衛生診断を考えました．これは，歯科医師が対応する問題であり，歯科衛生診断としては適切ではありません．
　歯科医師の治療計画で保隙装置の装着が予定されている場合は，その装置の管理の説明や，装着後の清掃指導は歯科衛生士が対応する内容です．適切な歯科衛生診断文およびそれにより導かれる歯科衛生ケアプランの内容は次のようなものが考えられます．
　歯科衛生診断：保隙装置装着による清掃困難に関連したう蝕のリスク
　目　　　　標：う蝕のリスクがなくなる（減少する）
　歯科衛生介入：歯科医師とともに保隙装置について説明する
　　　　　　　　装着後の装置部分の清掃方法を指導する
　期待される結果：プラークが付着しない（2カ月以内）
　　　　　　　　　新たなう蝕が発生しない（1年以内）

❸ 計画立案

歯科衛生診断	計画立案					実施・評価
	立案月日	優先順位	目標	歯科衛生介入	期待される結果	実施内容と評価
1. 歯科に対する恐怖心に関連した治療への協力不足（原因・病因）（問題・状態）	●年7月●日	1	治療協力の改善	・笑顔で接する ・TSD法による恐怖心の脱感作 ・歯科治療の必要性をわかりやすく説明する ・導入から治療時，治療後まで患児の緊張や不安を和らげるよう声掛けをたくさんする また，治療後はよく褒めるようにする ・治療後は毎回好きな味の歯磨き粉を選んでもらい，ブラッシングをして頑張りを褒め，リラックスできる時間をつくった ・「歯っぴー健やか教室」に参加してもらう	・怖くても過剰に反応しないで協力的に治療を受けることができる（1カ月） ・カリエス治療の必要性を理解する（2週間） ・口腔内に関心をもつようになる（1カ月）	初診時から怖がりながらもこちらの話をよく聞いてくれ，治療に協力的だった． 2度目の受診から浸潤麻酔下による抜歯が続き，アシストについた歯科衛生士の手を握り，涙を溜め我慢しながらの診療であった（全面達成） 治療に対し協力的なので，必要性は理解している 妹が泣きながら治療を受けている時，「がんばって」と絵を描いた紙を持ち診療台のそばに立って応援していた（全面達成） リラックスした状態で，会話ができるようになった（全面達成）
2. 保護者の知識不足に関連した食生活の乱れ（原因・病因）（問題・状態）	●年7月●日	2	食生活の改善	・間食の内容や摂取方法についてアドバイス ・砂糖とう蝕の関係について説明する	・間食の時間と回数が決められる（3週間） ・間食の内容が変更される（1週間） ・砂糖とう蝕の関係について説明できる（2週間）	母親の管理は改善したが，患児がつまみ食いをすることもある（部分達成）． 再度，患児に対する食生活習慣指導が必要． 母親による間食の管理が，歯科的知識に基づくものとなった（全面達成）．
3. 保護者の不十分な管理に関連した多数歯う蝕（原因・病因）（問題・状態）	●年7月●日	3	さらなるう蝕発生を防ぐ	・う蝕に関する知識の伝達 ・仕上げ磨きの必要性と方法について説明する ・う蝕治療と治療を完了することの重要性を説明する ・現在の食習慣が変わらなければ，再度う蝕に罹患する可能性が高いと説明 ・フッ素塗布 ・シーラント処置	・う蝕予防を心がけた行動ができるようになる（2週間以内） ・新たなう蝕が発生しない（6カ月） ・仕上げ磨きを1回/日するようになる（1週間以内）	食習慣に変化がみられ，適切なプラークコントロールが行われている（全面達成）． 治療終了後，新たなう蝕罹患は確認されない． 毎日ではないが，以前よりも回数が増えた（3回/週）た（部分達成）． 今後は患児自身で適切なプラークコントロールができるよう新たな介入計画が必要．

Ⅲ編 歯科衛生ケアプロセスを展開してみよう

計画立案について下記の項目をチェック

優先順位
☐立案年月日・優先順位の記載がなされているか
☐優先順位は適切であるか

目　標
☐ケアの全体的な理由（問題，状態の改善を目指すもの）となっているか
☐目標は実現可能なものであるか
☐歯科衛生診断と直接関連し，診断一つに対して，最低一つの目標設定があるか

歯科衛生介入
☐病因・原因に対しての歯科衛生介入であるか
☐介入を行う者は歯科衛生士であるか
☐処置，指導内容は具体的であるか

期待される結果
☐歯科衛生介入によってもたらされる結果であるか
☐主語は対象者または対象者の体の一部であるか
☐具体性があって評価が可能となる基準（量，質，回数等）が示されているか
☐現実的（実現可能）であるか
☐タイムリミットが設定されているか
☐対象者の意思が反映されているか

❹ 実施

実施内容の要点

患児への対応	・患児の不安を少しでも和らげるため,よく励まし,よく褒め,次は何をするのか等一つひとつ説明し,声がけをした.
歯科保健指導・口腔清掃指導	・「歯っぴー健やか教室※」に参加してもらった (※ 当院で行っている3~6歳児向けのお話会で,う蝕やおやつ,歯磨きなどについて媒体を使用し,歯科衛生士・保育士がわかりやすくお話しをする教室) ・砂糖とう蝕の関係について説明した. ・う蝕治療と治療を完了することの重要性を説明した. ・仕上げ磨きの必要性と方法について説明する ・保隙装置についての説明と,ブラッシングが困難になる部分の清掃方法を指導した. ・配布した資料の一部 **むし歯になりやすいおやつ** むし歯の原因のむし歯菌は,砂糖を取り込むととても元気になります. 砂糖を多く含む食べ物を食べたままでいることはむし歯になりやすい環境を整えていることになります. Q.どんなおやつがいけないの? ☆ 歯の溝に食べかすがのこりやすいもの 　　チョコレートやキャラメル,スナック菓子 ☆ お口の中に,長く停滞してしまうもの 　　・・・・アメやソフトキャンディー等 Q.その他,注意したほうがいいものってなあに? ☆ 100%果汁入りジュースにも,お砂糖が入っていることが多いので,100%表示だからといって安心してはダメ. ☆ 運動時や体調不良のとき飲む,スポーツ飲料にもお砂糖がいっぱい入っているので歯みがきを忘れないで!! **乳歯のむし歯** 乳歯はやがて生え代わります.でも,むし歯を治療しないで放置すれば,いろいろな問題が生じてきます. **乳歯のむし歯は進行が早い!** 乳歯は,永久歯に比べて歯質が薄く,弱いので,むし歯は短期間に,歯の中の歯髄(神経)や周囲の骨にまで,進行してしまいます. **偏食の原因** かむと痛いために硬い食べ物を避けるなどして,食が細くなったり偏食の原因となります. **永久歯に対する障害** 乳歯が重症のむし歯で,骨の中に膿がたまった状態を放置しておくと,後から生えてくる永久歯がボロボロになってしまったり,へんな方向にいって,うまく生えることができなくなったりします. **将来の歯ならびに対する影響** むし歯で空いたすき間に,奥の歯が寄ってきてしまい,永久歯がきれいに生えるためのスペースがなくなってしまうこともあります. **全身への影響** 重症のむし歯を放置しておくと,まれに,腎炎など他の病気の原因になることもあります.
栄養指導	・現在の食習慣が変わらなければ,再度う蝕に罹患する可能性が高いと説明した. ・間食の内容や摂取方法についてアドバイスを行った.

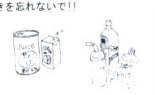

　歯科医師は,保存困難な乳歯の抜歯,う蝕治療,保隙装置(上顎にナンスのホールディングアーチ,下顎にはリンガルアーチの装着を行った).

実施について下記の項目をチェック
☐対象者がモチベーションをもって行えるものであったか
☐歯科衛生ケアプランにおける歯科衛生介入の内容が実施されていたか
☐記録が適切に行われているか

❺評価

（まとめ：詳細は p.117 の表を参照）

　小児がう蝕に罹患する原因には家庭環境が関係していることが多い（両親・祖父母の歯科的知識，食習慣，生活習慣，きょうだいの有無，歯磨きなど）．特に，小児の生活管理の大部分を担っている母親の影響は大きい．

　当クリニックに初めて来院した際，母親の歯科的知識は充分とはいえなかった．

　しかし，介入時の母親はこちらの話を真剣に聞き，伝えた知識を理解したうえで改善しようと努力してくれた．

　その結果，約4カ月という長い治療期間だったが，中断することなく，患児を含めたきょうだい3人のう蝕治療を完了することができた．また，初診時と比べると母親の口腔内やう蝕に対する関心が強くなり，間食の時間や内容が変化したり，仕上げ磨きの回数が増えたり，口腔内をよく観察するようになった．

　初診から1年が経過し2度の定期健診を経た患児は，現在までう蝕に罹患することなく，名前を呼ぶと元気よく返事をして，笑顔で診療室へ入室してきてくれる．初診時と比べ，ブラッシング技術も上達し，おやつも自分で気を付けていると話す．現在患児は，側方歯群の交換期であるため口腔内の清掃が不充分になりがちである．今後は適切なブラッシングについて，さらに指導が必要と考える．

　健全な永久歯列が完成し，維持できるように管理およびフォローを継続していきたい．

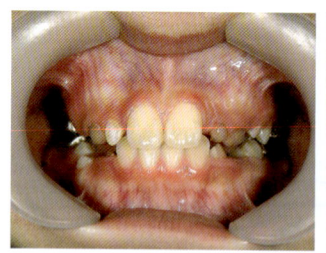

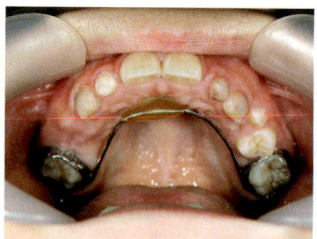

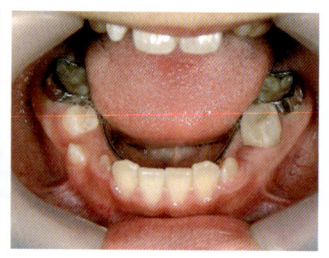

図Ⅲ-3-5　再評価時（9歳）

下記の項目についてチェックしましょう
- □実際の介入結果と比較し，「期待される結果」への対象者の到達度を評価できたか
- □目標について達成度（全面的達成，部分的達成，未達成）を評価できたか
- □達成度が不十分な場合，それに対する対応が考察されているか

索 引

あ
アセスメント……………20, 66
　──の手順…………………21
アポイントメントプラン……46
　──の例…………………52

い
意志決定……………………25

え
HN……………………………74
S データ………………20, 57
　──の収集…………………21

お
オーダーメイドの関わり……16
Objective data ……………20
OHIP-14 ……………………30
OHRQL 尺度………30, 31, 44
OP …………………46, 47
Oral Health-related Quality
　of Life…………………30
O データ ……………20, 57
　──の収集…………………21

か
カテゴリー…………………22
解釈…………………………22
解釈・分析で行うこと………23
改善度………………………61
概念モデル…………………25
可能性………………………37
看護過程……………………10
看護モデル…………………11
看護理論……………………11
観察…………………………20
観察計画…………………46, 47

き
期待される結果…………46, 48
　──の記述内容……………48

　──の達成度………………62
　──の評価…………………62
客観的情報………………20, 57
　──の収集…………………21
教育計画…………………46, 47
業務記録……………22, 57, 58
　──の形式…………………57
記録………………………20, 22
QOL ………………………30

く
クライエント・セルフケア・コ
ミットメントモデル……25, 44
　──の質問例………………45
クリティカル思考……………22
Quality of Life ………………30

け
計画立案…………………42, 76
　──に必要な配慮…………42
　──の目的…………………42
原因…………………………38

こ
口腔関連 QOL ………………30
　──の歯科衛生モデル
　…………………25, 30, 44
口腔関連 QOL アセスメント票
　………………31, 71, 91
行動変容……………………17
高齢者の症例………………98
GOHAI ……………………30

さ
Subjective data ……………20

し
歯科衛生介入………46, 47, 56
　──と歯科衛生診断との関係
　………………………47
歯科衛生学……………………9
歯科衛生過程……………7, 15
歯科衛生ケア… 7, 36, 42, 47
歯科衛生ケアアセスメント票
　………………………99
歯科衛生ケアプラン……46, 47

　──の科学性………………52
　──の構成…………………46
　──の例……………………51
歯科衛生ケアプロセス
　…………………………7, 58
　──の背景…………………10
　──の柱…………………6, 25
　── 5 つのステップ ………7
歯科衛生ケアプロセス記録用紙
　…………………………78
歯科衛生ケアプロセス評価票
　…………………………87
歯科衛生診断………36, 38, 74
　──の種類…………………37
　──の目的…………………36
歯科衛生診断文………36, 38
歯科衛生ニーズ……………14
歯科衛生ヒューマンニーズアセス
メント用紙…………33, 75
歯科衛生ヒューマンニーズ概念モ
デル………22, 25, 32, 53
歯科診断……………………36
自己実現……………………18
歯周病の症例………………88
実在…………………………37
実施…………………………56
　──の流れ…………………56
質の保証……………………65
指導計画…………………46, 47
主観的情報………………20, 57
　──の収集…………………21
小児の症例…………………110
情報収集……………………20
　──のための配慮…………21
情報…………………………22
　──の解釈・分析…………22
　──の記録…………………22
　──の種類…………………20
　──の処理………………20, 22
　──の整理・分類…………22
　──のもつ意味………………9
処置計画…………………46, 47
診断句………………………36
CP …………………46, 47

す
スモールステップ……………… 59

せ
セルフケアのアセスメント… 90
セルフケアの質問紙
　　……… 26，27，44，66，90
生活の質…………………… 30
整理………………………… 22
全面的達成………………… 62
専門性……………………… 16

そ
測定………………………… 20
SOAPIE 形式……………… 57
　　──の業務記録………… 57
SOAP 形式 ………………… 57

た
多属性効用理論…………… 25
達成度……………………… 62

ち
チームアプローチ…………… 64
チーム医療………………… 17

て
展開例……………………… 66
TP ……………………… 46，47
Dental Hygiene Care …… 47
Dental Hygiene Diagnosis
　　………………………… 36

な
ナイチンゲールの看護理論… 11

に
ニーズ……………………… 32
ニード……………………… 32

ひ
ヒューマンニーズ概念モデル 32
病因句……………………… 36
評価………………… 60，82
　　──の考え方…………… 64
　　──の基準……………… 60

──の方法…………… 61
──の目的…………… 60

ふ
フィードバック……………… 65
部分的達成……………… 63，64
分析………………………… 22
分類………………………… 22

ほ
包括的……………………… 8
　　──なケア……………… 8
保健信念モデル…………… 25
POMR ……………………… 57

み
未達成…………………… 63，64

め
面接………………………… 20

も
目標………………… 46，62
　　──と歯科衛生診断との関係
　　………………………… 47
　　──の達成度…………… 62
問題………………………… 38
問題解決…………………… 25
問題志向型診療記録………… 57

ゆ
優先順位…………………… 56

よ
予後………………………… 48

ら
ライフステージ……………… 17

り
リスク……………………… 37
理論………………………… 25
理論・概念モデル………… 43
　　──の応用……………… 43

【編著者略歴】

佐藤　陽子
- 1983 年　宮城歯科衛生士学院卒業，歯科診療所勤務
- 1997 年　多賀城市役所健康長寿課保健予防係勤務
- 2001 年　宮城高等歯科衛生士学院専任教員
- 2003 年　宮城高等歯科衛生士学院教務主任
- 2007 年　東北大学大学院歯学研究科修士課程修了（口腔科学修士）
- 2016 年　東北大学大学院歯学研究科 非常勤講師
- 2024 年〜仙台青葉学院短期大学教授

齋藤　淳
- 1989 年　東京歯科大学卒業
- 1993 年　東京歯科大学大学院歯学研究科修了　博士（歯学）
- 1994〜1996 年　ニューヨーク州立大学バッファロー校客員研究員
- 1998 年　東京歯科大学講師
- 1999 年　同大学非常勤講師，齋藤歯科副院長
- 2003 年　宮城高等歯科衛生士学院教務部長
- 2007 年　東京歯科大学講師
- 2011 年〜東京歯科大学教授

【著者略歴】（執筆順）

前田　尚子
- 1987 年　三重県立公衆衛生学院歯科衛生学科卒業
- 1988 年　恩賜財団済生会松阪総合病院歯科口腔外科勤務
- 2008 年　松阪看護専門学校卒業
- 同　年　恩賜財団済生会松阪総合病院看護部勤務
- 2010 年〜三重県立公衆衛生学院歯科衛生学科教務主任

遠藤　圭子
- 1972 年　東京医科歯科大学歯学部附属歯科衛生士学校卒業
- 1975 年　東京医科歯科大学歯学部附属歯科衛生士学校講師
- 2004 年　東京医科歯科大学歯学部口腔保健学科講師
- 2006 年　東京医科歯科大学歯学部口腔保健学科准教授
- 2014 年　東京医科歯科大学大学院医歯学総合研究科口腔健康教育学分野准教授
- 2017 年　東京医科歯科大学大学院非常勤講師（〜 2022 年 3 月まで）

上島　文江
- 1984 年　東京歯科大学歯科衛生士専門学校卒業
- 同　年　東京歯科大学水道橋病院勤務
- 2007 年　日本歯周病学会認定歯科衛生士
- 2010 年　東京歯科大学水道橋病院歯科衛生士長
- 2024 年〜東京歯科大学短期大学講師

森松　陽子
- 2008 年　東京歯科大学歯科衛生士専門学校卒業
- 同　年　東京歯科大学水道橋病院勤務
- 2017 年　東京歯科大学水道橋病院退職

江川　広子
- 1972 年　歯友会歯科高等専修学校卒業
- 1977 年　歯友会歯科技術専門学校専任教員
- 1989 年　歯友会歯科技術専門学校歯科衛生士科科長
- 1999 年　明倫短期大学講師
- 2005 年　新潟大学歯学部口腔生命福祉学科非常勤講師
- 2008 年　新潟大学大学院医歯学総合研究科博士課程修了　明倫短期大学歯科衛生士学科准教授
- 2009 年　日本摂食嚥下リハビリテーション学会認定士
- 2015 年〜明倫短期大学歯科衛生士学科教授
- 2017 年〜明倫短期大学歯科衛生士学科長

畠山　麻美
- 2007 年　宮城高等歯科衛生士学院 卒業
- 同　年　やまだけいこ歯科クリニック勤務
- 2013 年　日本小児歯科学会認定歯科衛生士
- 2017 年　東北大学病院診療技術部歯科技術部門歯科衛生室勤務
- 2022 年　東北大学病院退職

歯科衛生ケアプロセス実践ガイド　　ISBN978-4-263-42203-8

2015年4月10日　第1版第1刷発行
2024年5月20日　第1版第6刷発行

編　著　佐　藤　陽　子
　　　　齋　藤　　　淳
発行者　白　石　泰　夫
発行所　医歯薬出版株式会社

〒113-8612　東京都文京区本駒込1-7-10
TEL.（03）5395-7638（編集）・7630（販売）
FAX.（03）5395-7639（編集）・7633（販売）
https://www.ishiyaku.co.jp/
郵便振替番号　00190-5-13816

乱丁，落丁の際はお取り替えいたします　　印刷・教文堂／製本・愛千製本所
© Ishiyaku Publishers, Inc., 2015. Printed in Japan

本書の複製権・翻訳権・翻案権・上映権・譲渡権・貸与権・公衆送信権（送信可能化権を含む）・口述権は，医歯薬出版㈱が保有します．
本書を無断で複製する行為（コピー，スキャン，デジタルデータ化など）は，「私的使用のための複製」などの著作権法上の限られた例外を除き禁じられています．また私的使用に該当する場合であっても，請負業者等の第三者に依頼し上記の行為を行うことは違法となります．

JCOPY ＜出版者著作権管理機構　委託出版物＞
本書をコピーやスキャン等により複製される場合は，そのつど事前に出版者著作権管理機構（電話 03-5244-5088，FAX 03-5244-5089，e-mail：info@jcopy.or.jp）の許諾を得てください．